AF299103

RECHERCHES CLINIQUES

RELATIVES A L'INFLUENCE

DE

LA GROSSESSE

SUR LA

PHTHISIE PULMONAIRE

PAR

Le Dr CARESME

INTERNE EN MÉDECINE ET EN CHIRURGIE DES HOPITAUX DE PARIS,

Membre de la Société anatomique,

Lauréat des hôpitaux (Concours des prix des Internes, 1863).

PARIS

ADRIEN DELAHAYE, LIBRAIRE-EDITEUR

PLACE DE L'ÉCOLE-DE-MÉDECINE

1866

RECHERCHES CLINIQUES

RELATIVES A L'INFLUENCE

DE

LA GROSSESSE

SUR LA PHTHISIE PULMONAIRE

I

Nous devons, avant de commencer ce travail, en déterminer nettement les limites, le but et la portée. Nous n'avons point eu l'intention d'étudier d'une manière générale l'influence que la grossesse exerce sur le développement de la phthisie pulmonaire. Nous nous sommes proposé seulement de dire ce que nous avions observé sur ce point. En parcourant les notes prises pendant notre internat, nous avons trouvé trente-six cas de phthisie coïncidant avec l'existence actuelle ou antérieure de la grossesse. Nous avons voulu savoir quel avait été, chez ces trente-six malades, le rôle de la gestation relativement à l'affection thoracique. C'est le résultat de ces recherches que nous venons exposer ici. Mais, nous le répétons, nous le donnons uniquement comme l'expression de ce que nous avons vu. Ajoutons toutefois que les faits que nous allons reproduire ayant été recueillis par nous dans cinq services différents de Paris, les conclusions auxquelles nous serons conduit devront s'approcher de la vérité pour la population hospitalière de cette ville en général.

Dans les trente-six observations où nous avons rencontré la phthisie coïncidant avec la grossesse, treize fois celle-ci nous a paru sans action sur la maladie du poumon ; vingt-trois fois, elle a exercé, soit sur la production, soit sur l'évolution du tubercule, une influence incontestable. Nous étudierons d'abord ces vingt-trois cas, que nous classerons en trois groupes, suivant que la phthisie aura débuté après, pendant ou avant la gestation. Lorsque nous aurons passé en revue chacun de ces groupes, établi pour les divers cas la réalité et la nature de l'action qu'a eue la grossesse, discuté autant que possible les conditions de tout genre au milieu desquelles cette action s'est manifestée, nous examinerons les treize observations où la gestation n'a pas produit d'effet appréciable. Là encore nous tâcherons de fixer la part qui revient dans le développement de la maladie aux circonstances qui l'ont accompagnée ; et nous verrons que si, dans bien des cas, elle est une cause puissante de tuberculisation, la grossesse pourtant ne suffit pas toujours pour déterminer l'évolution morbide, même chez des sujets prédisposés de toute façon (1).

II

CAS DE PHTHISIE AYANT DÉBUTÉ APRÈS LA GROSSESSE.

Chez douze malades, la phthisie s'est déclarée postérieurement à l'accouchement. Nous allons d'abord reproduire ces douze cas, nous discuterons ensuite les conditions qu'ils présentent. L'ordre dans lequel nous avons disposé les observations nous a été indiqué

---

(1) Dans l'impossibilité où nous nous sommes trouvé souvent de fixer à distance la date exacte du début de la phthisie, nous avons adopté comme point de départ le moment où les accidents thoraciques sont devenus à peu près permanents, ou encore l'époque où il est apparu des phénomènes caractéristiques, par exemple des hémoptysies répétées, des bronchites se succédant presque sans interruption, etc.

par la durée plus ou moins courte de l'intervalle qui s'est écoulé entre la couche et les premières manifestations thoraciques. Toutefois, nous commencerons par rapporter un fait qui présente un début tardif, mais qui donne une idée aussi exacte que possible du mode d'action de la grossesse sur le développement des tubercules.

OBSERVATION Ire.

Tempérament lymphatico-sanguin ; six grossesses et quatre lactations compliquées ; mauvaise hygiène ; accidents pathologiques multiples ; scrofule ; anémie ; phthisie après la quatrième couche ; mort après la sixième.

Rosalie R..., femme S..., âgée de 30 ans, entre, le 3 octobre 1863, à l'hôpital Saint-Antoine, salle Sainte-Marguerite, n° 29, service de M. Goupil.

D'un tempérament lymphatico-sanguin, d'une constitution forte, mais détériorée, cette femme est née de parents bien portants ; elle a eu neuf frères ou sœurs, dont six sont morts en bas âge, et dont les trois derniers sont d'une bonne santé. Personne dans sa famille ne tousse, si ce n'est une tante qui est fort âgée et très-grosse. Jusqu'à 20 ans, la malade resta chez son père et chez un de ses oncles ; elle y était bien nourrie, bien traitée; mais, à partir de 10 ans, elle travailla beaucoup et durement. Réglée pour la première fois à 17 ans, elle a toujours vu régulièrement et sans douleur jusqu'à 21 ans ; pas de pertes blanches. Étant enfant et jeune fille, elle n'a eu d'autre maladie qu'un abcès à la tête ; elle ne s'enrhumait jamais, avait de l'embonpoint et la face très-colorée. De 20 à 21 ans, elle entra en service, elle y eut beaucoup de fatigue, une alimentation insuffisante, peu de sommeil, et au bout d'un an et demi, quoique non malade, elle se sentait extrêmement affaiblie.

A 21 ans et demi, elle devint enceinte. Les six premiers mois de sa grossesse, elle vomit ; elle vomit encore les trois derniers, mais alors seulement tous les quatre ou cinq jours. Pendant les trois derniers mois également, elle eut des douleurs dans l'abdomen, à la partie inférieure, au milieu et sur le côté droit, douleurs modérées, comme si l'enfant poussait en bas. Flueurs blanches à la fin de la grossesse, apparition à plusieurs reprises de glandes cervicales qui duraient quelques jours. L'accouchement a été bon, mais lent; la malade s'est relevée le troisième jour ; elle a éprouvé pendant cinq ou six semaines des douleurs assez vives dans le ventre en bas et à droite, avec douleurs lombaires; elle a nourri son enfant dix mois, pendant lesquels elle n'a pas vu. Durant toute sa lactation, elle s'est bien portée; elle a même repris ses couleurs à partir du moment où les douleurs de reins ont disparu. Pendant tout le temps de la gros-

sesse et de la lactation, constipation opiniâtre. L'enfant, qui a aujourd'hui 7 ans,
a toujours été d'une bonne santé; il n'a eu ni engorgement ganglionnaire, ni
ophthalmie, ni diarrhée, ni toux.

La femme S..., après avoir sevré son enfant, est redevenue immédiatement
enceinte. Pendant les trois premiers mois de la deuxième grossesse, vomissements continuels glaireux et alimentaires; la viande crue, le poisson gâté étaient
seuls digérés; amaigrissement considérable. Les trois mois suivants, insomnie;
les vomissements s'arrêtent; ils ont repris les trois derniers mois. Pendant les
six premières semaines et les trois derniers mois, douleurs expultrices dans le bas
du ventre, surtout à droite; la marche forcée pouvait seule les calmer. Douleurs
lombaires, quelques flueurs blanches, constipation: pas de salivation; inappétence presque complète les trois premiers et les trois derniers mois. Pas de toux,
pas d'hémoptysie; engorgement ganglionnaire de plus longue durée qu'à la première grossesse. Accouchement à terme, sans accident, après trois jours de travail; lochies durant huit à neuf jours. La malade s'est relevée le troisième jour.
Pendant trois mois, douleurs expultrices dans le bas-ventre, sans vomissements.
Peu d'appétit, constipation, quelques douleurs dans les bras et les épaules. La
mère a nourri pendant dix mois; elle a eu à plusieurs reprises, tandis qu'elle
nourrissait, des taches de purpura. Elle avait beaucoup maigri pendant sa grossesse; elle n'a pas repris pendant sa lactation, et ses forces ont notablement diminué. Du reste, pas de toux, pas d'hémoptysie, disparition de l'engorgement
ganglionnaire, peu d'appétit, dégoût pour la viande. Son enfant mourut à dix
mois d'une fluxion de poitrine avec convulsions.

Redevenue enceinte quatre ou cinq jours plus tard, la malade recommence à
vomir, pendant cinq ou six semaines, des glaires et des aliments. Inappétence,
pas de salivation, pas de sommeil. Au bout de six semaines, les vomissements
cessent, l'appétit reparaît ainsi que l'embonpoint; mais les trois derniers mois
ramènent et les vomissements et la maigreur. Pas de toux, ni d'hémoptysie;
douleurs dans le dos, le long du rachis; constipation; engorgement ganglionnaire du cou. Pendant les six semaines du début et les trois mois de la fin de la
grossesse, douleurs expultrices en bas et à droite du ventre; ces douleurs sont
devenues tellement intenses les deux derniers mois et tellement continues, que
celles de l'accouchement ont à peine été perçues. Accouchement à terme, naturel, après deux jours de travail; cinq jours de lochies. La malade se relève le
quatrième jour et contracte, en se refroidissant, un abcès du sein gauche, qui a
duré quinze jours; pendant quinze mois elle a nourri du sein droit. Durant tout
ce temps elle a été assez bien portante; les douleurs abdominales et lombaires
ont continué deux ou trois mois après la couche, de même nature mais moins fortes
qu'auparavant. Pas de douleur dorsale, pas de toux, pas d'hémoptysie, pas
d'engorgement ganglionnaire; bon appétit; l'embonpoint reparaît. L'enfant, âgé
maintenant de cinq ans, n'a eu ni gourme, ni ophthalmie chronique; pendant

les six premières semaines, il a eu de la diarrhée; depuis il a toujours été assez bien portant. La mère cessa de nourrir à quinze mois; elle redevint enceinte de trois à huit jours après avoir sevré. Comme aux grossesses précédentes, vomissements alimentaires et glaireux les six premières semaines, avec perte de l'appétit et alimentation tout à fait insuffisante; puis cessation des vomissements, qui ne reparaissent que toutes les quatre ou cinq semaines jusqu'aux trois derniers mois, époque à laquelle ils redeviennent très-fréquents. Pendant toute la grossesse, douleurs de ventre et de reins moins fortes qu'à la précédente, violentes surtout les six premières semaines et les trois derniers mois, peu prononcées lorsqu'il n'y avait pas de vomissements. Pas de toux, pas d'hémoptysie, peu d'amaigrissement; engorgement ganglionnaire sous-maxillaire. Accouchement à terme d'un garçon très-fort, après un travail de cinq heures, sans accident. La mère a nourri dix-sept mois; elle était alors dans les plus fâcheuses conditions hygiéniques; elle travaillait jusqu'à deux heures du matin, en butte aux plus mauvais traitements de la part de son mari, mal nourrie, dormant fort peu; du reste, toute sa grossesse s'était passée dans la même situation. Le second jour après sa couche, la malade se refroidit, et, à partir de ce moment, elle ressentit à l'épigastre et dans les épaules une douleur qui ne l'a plus quittée. Elle souffrait en même temps du ventre et des reins plus qu'après ses autres couches, mais moins qu'à la fin de ses grossesses. Ces douleurs abdominales et lombaires persistèrent pendant trois mois. Elle a nourri des deux seins et n'a pas eu d'abcès. Au quinzième mois de lactation, en soignant son enfant, elle contracta une toux qui n'a, pour ainsi dire, plus cessé; pas d'hémoptysie, peu d'expectoration, crachats perlés; inappétence. L'appétit avait disparu à partir du troisième mois qui suivit l'accouchement; engorgement ganglionnaire cervical suppuré. L'enfant mourut au dix-septième mois de la lactation, après avoir eu successivement la rougeole, une ophthalmie chronique, de la diarrhée et de la toux. Après la mort de son enfant, la mère qui avait considérablement maigri, est entrée à l'hôpital Saint-Antoine, dans le service de M. Lasègue chez qui elle est restée quatre semaines, et qui lui aurait trouvé, dit-elle, des craquements et du souffle au sommet des poumons. Elle avait en même temps de la fièvre, continuait à maigrir, était très-faible, mais n'avait ni diarrhée, ni vomissements; elle toussait toujours. Pendant son séjour à Saint-Antoine, elle eut une angine et un engorgement ganglionnaire sus-claviculaire gauche que l'on fit disparaître avec de la pommade à l'iodure de plomb. Avant de quitter l'hôpital, elle eut ses règles pendant trois jours, peu abondamment, sans douleur abdominale; c'était la première fois qu'elle voyait depuis sa première grossesse. Quinze jours après sa sortie de Saint-Antoine, où elle s'était reposée, elle avait perdu le bénéfice de son séjour à l'hôpital, et se retrouvait dans le même état que lorsqu'elle y était entrée. Pendant ces quinze jours, elle était redevenue enceinte pour la cinquième fois. Dès le début de la grossesse, les vomissements ont commencé; ils ont duré cinq mois et ont été plus forts qu'aux gestations précédentes. Pas d'appétit; toux; un peu d'expectoration séro-muqueuse; douleur dans les épaules et à l'épigastre; glandes cervicales hypertrophiées, peu volumineuses, mais en grand nombre; douleurs dans le ventre, en bas et à droite. Ces douleurs ont duré tout le temps de la grossesse; elles ont été très-violentes, plus qu'antérieurement, surtout pendant les cinq premiers mois. La malade dormait peu; jamais elle ne fut plus maltraitée. A partir du cinquième mois, les vomissements ont disparu pour revenir toutes les quatre ou cinq semaines seulement, et d'une manière continue les quinze derniers jours. L'appétit fut un peu meilleur, mais la maigreur, qui avait été en augmentant, persista. Les douleurs abdominales et lombaires devinrent, vers le neuvième mois, plus fortes que jamais. Continuité de la toux, sans expectoration; constipation opiniâtre; fièvre tous les soirs. Accouchement à terme, naturel, d'un garçon qui a maintenant 14 mois et a toujours été malade. La mère ne l'a pas nourri. Il a eu vers un mois une affection thoracique; on l'a changé de nourrice à six mois. A cette époque, il eut une fluxion de poitrine; il a le ventre très-gros et est sujet à la diarrhée. Dans ces derniers temps, il a eu la variole; il est d'une maigreur extrême; on l'a sevré à onze mois.

Quant à la mère, à la suite de sa couche, elle eut des douleurs de ventre plus vives que celles qu'elle avait éprouvées jusque-là, avec délire pendant trois jours, vomissements, fièvre. Elle se releva le neuvième jour: mais les douleurs furent pendant deux mois d'une grande intensité, puis elles diminuèrent, tout en persistant, environ trois mois et demi, jusqu'en février 1863. Pendant tout ce temps la douleur des épaules avait continué, ainsi que la toux, sans expectoration ni hémoptysie; fièvre; toujours très-peu d'appétit; maigreur toujours croissante. En février 1863, comme elle souffrait vivement de l'épaule et de tout le côté droit, la malade entra à l'hôpital Saint-Antoine, dans le service de M. Axenfeld, où elle resta quinze jours et fut soumise à un traitement tonique. Pendant qu'elle était à l'hôpital, elle vit une fois ses règles; elle les avait déjà revues deux mois après sa cinquième couche; depuis cette époque, elle perdait en blanc. A sa sortie, elle toussait modérément. Rentrée chez elle, elle redevint encore une fois enceinte. Le début de cette sixième grossesse fit reparaître les vomissements. Au commencement du second mois, à la suite d'une vive émotion, elle eut de la fièvre et du délire pendant vingt-quatre heures. En même temps, les douleurs abdominales avaient repris; une frayeur les augmenta dans le courant du second mois, au point qu'on crut devoir faire un traitement énergiquement antiphlogistique, dont le seul résultat fut d'affaiblir encore; l'intensité des douleurs n'en fut pas diminuée. De plus, il était survenu de la diarrhée, qui cessa par un repos au lit de huit jours, pour reprendre ensuite. Toujours de la toux sans expectoration.

A cette époque, la femme S.... fit un voyage en Allemagne où elle passa deux mois. Elle y fut extrêmement fatiguée et mal nourrie. En arrivant, elle dut s'aliter huit jours, pendant lesquels les vomissements et la diarrhée cessèrent pour reparaître ensuite. Les douleurs de ventre étaient toujours aussi vives, la toux n'était pas très-fréquente. Engorgement ganglionnaire cervical ; amaigrissement et affaiblissement nouveaux ; fièvre les soirs ; sueurs nocturnes ; peu de sommeil ; pas d'appétit. Au retour, un refroidissement augmenta la toux, et, quoiqu'elle ait diminué depuis, elle a toujours été plus forte qu'auparavant. De plus, le larynx se prit, la voix devint éteinte ; vive douleur laryngée, gêne pour avaler.

Depuis la fin du voyage d'Allemagne (commencement de septembre 1863), la toux a toujours persisté, quintense, plus forte la nuit que le jour, avec douleur sternale et rachidienne. La douleur de l'épaule droite et du côté droit du thorax a augmenté. L'oppression, apparue avec la cinquième grossesse, devenue plus plus forte à la sixième, ne cessa plus. Crachats peu abondants, purulents ; pas d'hémoptysie ; voix voilée et douleur laryngée ; un peu d'appétit ; chaque jour, cinq ou six vomissements bilieux ou alimentaires, venant sans grands efforts, mais douloureux, moins fréquents à partir du 15 octobre ; cinq à six selles liquides, vertes, non sanglantes ; téuesme anal ; dysurie. Douleurs de ventre de plus en plus fortes, surtout depuis le 15 octobre, principalement ressenties en bas et à droite ; douleurs lombaires ; tous les soirs, frissons vers six heures, puis chaleur pendant deux ou trois heures ; à la suite, sueurs abondantes ; peu de sommeil ; céphalalgie frontale continuelle ; douleurs dans les cuisses, les jambes, les jointures, violentes surtout quand l'enfant remue.

C'est dans cet état que la malade entre à l'hôpital le 30 octobre 1863 ; et l'on constate, outre les symptômes précédents, les signes physiques suivants : matité aux deux sommets, en avant et en arrière, plus étendue et plus forte à droite. *A l'auscultation, en arrière, à gauche :* expiration prolongée, doucement soufflante, avec quelques râles humides dans les fosses sus et sous-épineuses ; *à droite :* souffle caverneux très-fort, très-bruyant dans la fosse sus-épineuse et dans les deux tiers supérieurs de la fosse sous-épineuse ; dans son tiers inférieur, râles humides et gargouillement ; pectoriloquie très-prononcée, voix caverneuse et retentissement pénible de la toux dans les fosses sus et sous-épineuses. *En avant, à gauche :* faiblesse respiratoire et souffle à l'expiration sous la clavicule ; *à droite :* souffle caverneux moins étendu qu'en arrière, quelques râles muqueux ; pectoriloquie.

La veille de l'entrée, il y avait eu du sang en quantité notable dans les selles. Jusqu'au 13 novembre, les choses restèrent à peu près dans le même état. Les vomissements diminuèrent : un ou deux seulement dans les vingt-quatre heures et encore pas tous les jours ; la diarrhée fut aussi moins forte, deux ou trois selles par jour ; la toux et l'oppression s'améliorèrent. Le 8 novembre, quelques filets de sang dans les crachats ; les douleurs de l'épaule persistèrent les mêmes, celles du ventre se calmèrent ; la laryngite augmenta, ainsi que la céphalalgie ; un

peu plus de sommeil ; douleurs arthralgiques comme auparavant ; l'amaigrissement demeura stationnaire ; les forces continuèrent à baisser ; les signes physiques ne changèrent pas. Le 12, à minuit, la malade fut prise des douleurs de
l'accouchement : en cinq heures le travail fut terminé sans accident. Le 13, à la
visite, on trouve l'utérus porté à droite ; son fond est à cinq travers de doigt au-
dessus du pubis ; à sa corne droite, il existe une tumeur grosse comme un œuf
de poule et qui est molle et douloureuse ; fièvre modérée, pouls à 104. Dans le
courant de la journée, métrorrhagie abondante. Le 14, le fond de l'utérus est à
trois travers de doigt au-dessus de la symphyse. Le ventre est sensible à la
pression ; pas de vomissement ; diarrhée, toux fréquente ; la fièvre persiste,
ainsi que les pertes utérines. (Julep avec ergot de seigle, 2 grammes.) Les pertes
s'arrêtent dans la nuit du 14 au 15. Le 15, l'utérus est revenu sur lui-même ; la
malade se trouve assez bien : elle ne souffre pas du ventre, mais elle est d'une
faiblesse extrême. (Mauve, julep et diacode, bouillons et potages). Le 16, il y a
140 pulsations ; le ventre n'est pas douloureux, si ce n'est à droite au point où
l'on sent la tumeur péri-utérine dont nous avons parlé. En dehors de cette tumeur, la pression sur le cæcum est également douloureuse ; un peu d'appétit ;
pas de vomissement ; diarrhée considérable ; toux très-fréquente ; pâleur excessive de la face. (Riz, sirop cachou, deux quarts de lavement laudanisé ;
bouillons, potages). Le 17. La fièvre est toujours considérable ; pouls, 112 ; diarrhée moindre ; pas de douleur de ventre ; pas de vomissement ; toux aussi forte ;
les lochies se sont arrêtées ; pas de sécrétion lactée. (Même traitement).
Le 18, le pouls est devenu plus fréquent que la veille ; pas d'appétit ; pas de
vomissement ; la diarrhée s'est arrêtée ; douleur très-vive à la gorge ; toux moins
pénible ; crachats purulents ; douleur dans le sein gauche. Le 19, pouls, 104 ; la
diarrhée, qui avait repris, a disparu de nouveau dans la nuit. Le 20, les lochis
recommencent à couler, mais peu abondantes ; pas de douleur abdominale ; pas
d'appétit ; pas de vomissement ; quatre ou cinq selles liquides ; toux très-fréquente ;
expectoration abondante ; fièvre très-forte ; faiblesse ; maigreur et pâleur excessives. Le 21, trois selles dans la matinée ; la malade est tellement faible qu'elle peut
à peine répondre aux questions qu'on lui fait. Dans la journée, elle quitte mourante l'hôpital sur la réclamation de son mari (21 novembre 1863). Depuis l'accouchement, les signes physiques offerts par la percussion et l'auscultation de
la poitrine étaient restés à peu près les mêmes ; et la veille de la sortie, on constatait encore, comme à l'entrée, de la matité aux deux sommets, du souffle caverneux, du gargouillement, des râles humides et de la pectoriloquie au sommet
droit ; des râles humides et du souffle au sommet gauche.

Nous avons tenu, malgré la longueur de cette observation, à la
reproduire dans tous ses détails, parce qu'elle montre parfaitement

le rôle de la grossesse dans la production de la phthisie. Nous voyons une femme, sans hérédité directe bien accusée, sans manifestation diathésique, soumise, il est vrai, de tout temps à de mauvaises conditions hygiéniques, mais dont la santé, quoique en souffrance, se maintient assez bonne. Jusqu'à vingt et un ans, elle n'a aucun accident morbide ; seulement, comme elle le disait elle-même, elle était exténuée de fatigue. Dans ces conditions, elle devient enceinte, et, de vingt à trente ans, elle ne cessera pour ainsi dire plus d'être grosse ou nourrice. Elle aura successivement six grossesses et quatre lactations, et à chacune d'elles, on verra surgir quelque nouveau signe morbide de débilitation ou quelque exacerbation des signes préexistant. Ce seront d'abord des accidents scrofuleux, puis une anémie profonde, et enfin la tuberculisation. Certainement des éléments étrangers, fatigues, privations, chagrins, viennent se joindre à la grossesse; mais, en produisant sur l'organisme des effets analogues, ils nous paraissent montrer mieux encore la nature de son influence. Il n'est pas jusqu'à ses complications mêmes, parmi lesquelles prédominent les troubles digestifs, qui n'apportent une nouvelle preuve à l'appui de la doctrine qui ressortira de nos observations, à savoir que, dans le développement de la phthisie, la gestation, l'accouchement et la lactation agissent surtout en débilitant la constitution. En effet, chaque fois que la femme S... devient enceinte, on voit se reproduire avec une persistance et une intensité de plus en plus prononcées les mêmes phénomènes : de l'inappétence, des vomissements et des symptômes abdominaux probablement inflammatoires, qui épuisent par la douleur et entretiennent une altération permanente des fonctions digestives. Comme conséquence, dès la première grossesse, la malade est prise pour la première fois d'un engorgement ganglionnaire, qui reparaîtra à toutes les gestations suivantes plus long et plus grave. La première lactation est assez bien supportée, la délivrance arrête les vomissements, ramène l'appétit; les douleurs cessent au bout de quelques semaines, et la manifestation scrofuleuse disparaît. Elle se montre de nouveau à la seconde grossesse, ainsi que les troubles digestifs, qui, en se prolongeant, produisent un affaiblissement considérable; pendant la lactation suivante, l'appétit ne reparaît pas et l'affaiblissement augmente; il survient du purpura. La troisième gestation semble marquer un temps d'arrêt dans la marche des accidents : il y a bien encore des vomissements, de l'inappétence pendant leur durée, des douleurs de ventre et, à la suite, de l'engorgement ganglionnaire; mais, une fois l'accouchement terminé, malgré un abcès du sein et des souffrances abdominales vives pendant deux à trois mois, la malade peut manger, et, bien qu'elle nourrisse quinze mois, elle reprend son embonpoint. Et cependant on constate pour la première fois, pendant cette troisième grossesse, un phénomène qui, sans gravité par lui-même, en a au point de vue pronostique; ce sont des douleurs dans le dos et les épaules, surtout du côté droit, douleurs qui ne cesseront plus complétement. La quatrième grossesse achève d'établir l'imminence tuberculeuse : elle s'accompagne des mêmes complications, mais plus intenses que précédemment, et l'affaiblissement va en croissant. Presque immédiatement après la couche, un refroidissement détermine une exacerbation des douleurs thoraciques qu'il devient bien difficile de ne pas rattacher à la présence des tubercules. La lactation dure dix-sept mois au milieu de conditions hygiéniques des plus défectueuses; il y a pendant trois mois des douleurs abdominales vives et, à leur suite, une inappétence complète. D'abord l'adénite cervicale reparaît et cette fois suppure. Puis, au quinzième mois, la malade commence à tousser et à rejeter des crachats perlés. Deux mois plus tard, après qu'elle avait sevré, on constatait d'une manière certaine, à Saint-Antoine, l'existence d'une phthisie au deuxième degré. Il est à remarquer que l'enfant de cette quatrième grossesse est le premier qui ait présenté des manifestations scrofuleuses précoces. Après une amélioration très-passagère due au repos, une cinquième gestation, plus pénible que les autres, imprime à la phthisie une marche continûment croissante. Cette fois encore, l'enfant est atteint de bonne heure d'accidents scrofuleux. La mère ne nourrit pas, et cependant son état, pendant cinq mois ne s'améliore pas. Puis elle devient enceinte une sixième fois, et tous les phénomènes morbides prennent une gravité plus grande ; il en survient même un nouveau qui ne contribuera pas peu à affaiblir, c'est la diarrhée, qui ne cessera pour ainsi dire plus, et qui dans les derniers jours deviendra même un des symptômes prédominants. Un voyage en Allemagne vient apporter de nouvelles fatigues et de nouvelles privations. Aussi la faiblesse et l'amaigrissement augmentent-ils, quoique, sur la fin de la gestation, quelques-uns des accidents paraissent s'amender. L'accouchement a lieu un peu avant terme, et, à partir de ce moment, l'état général empire rapidement. Fièvre intense, diarrhée colliquative, faiblesse poussée au dernier degré, tels sont les signes d'une mort imminente que la malade présente lorsqu'elle quitte l'hôpital, sept jours après sa couche, avec des lésions tuberculeuses occupant la moitié des deux poumons. De cette série de faits, il résulte que, chez la femme S..., la grossesse et la lactation ont amené par leur fréquence et leur continuité, d'abord des manifestations scrofuleuses, puis un épuisement tel qu'il a suffi d'un refroidissement pour faire éclater la phthisie ; que celle-ci une fois déclarée a pris une gravité rapidement croissante sous la même influence ; que la gestation a agi dans ce cas, à la façon de toutes les causes débilitantes, en imposant à l'organisme des pertes considérables qu'elle l'empêchait de réparer, et qu'enfin elle a été puissamment secondée, tant par ses propres complications que par les conditions hygiéniques qu'elle a rencontrées. Il serait impossible de préciser davantage la part qui revient à chacun de ces éléments. On ne peut pas plus les séparer dans la discussion qu'ils ne le sont sur le malade.

OBSERVATION II.

Hérédité ; lymphatisme ; mauvaise hygiène ; huit grossesses en vingt ans ; phthisie immédiatement après la dernière couche.

Anne B....., âgée de 40 ans, femme de ménage, entre le 7 décembre 1865 à l'hôpital de la Charité, salle Saint-Vincent, n° 3, service de M. Monneret.

D'un tempérament lymphatique, cette femme, d'une constitution assez forte et d'une santé habituellement bonne, a perdu sa mère poitrinaire. Née en Russie, et habitant la France depuis de longues années, elle s'est toujours trouvée dans de mauvaises conditions hygiéniques. De tout temps elle a beaucoup travaillé, a été mal nourrie et a eu des privations et des chagrins. Elle ne présente aucun antécédent scrofuleux ; pas d'engorgement ganglionnaire ; pas d'ophthalmie chronique ; pas d'abcès froid ; pas de rhumatisme ni d'hystérie. Elle n'a jamais fait de maladie grave et n'a jamais été sujette à tousser. Elle a eu huit grossesses en vingt ans : toutes ont été bonnes, ainsi que les couches et les suites de couches. Sa santé ne paraît s'être en rien ressentie de ces gestations répétées. Elle est devenue enceinte pour la huitième fois en octobre 1864. Cette dernière grossesse s'est passée aussi normalement que les autres ; pas de vomissement ni de ptyalisme. Mais, immédiatement après la couche, la malade a commencé à tousser, sans cause connue. Depuis lors, cette toux a persisté : toux fréquente avec douleur rétro-sternale ; expectoration muco-purulente ; inappétence ; pas de nausées ; pas de vomissements : pas de diarrhée ; pas de fièvre ; sueurs la nuit, amaigrissement et affaiblissement progressifs. Depuis cinq mois, ces symptômes n'ont, pour ainsi dire, pas changé ; seulement les forces ont diminué et l'embonpoint s'est perdu de plus en plus.

Lorsque cette femme entre à l'hôpital, le 7 décembre 1865, elle présente, outre les signes précédents, du gargouillement avec souffle et retentissement de la voix à gauche sous la clavicule dans les trois premiers espaces intercostaux ; du gargouillement moins nombreux dans les fosses sus et sous-épineuses gauches : des râles humides et de l'expiration prolongée dans les fosses sus et sous-épineuses droites. Pendant les trois semaines qui ont suivi l'entrée, l'état ne s'est pas modifié ; les signes physiques sont restés les mêmes, et, lorsque nous avons quitté l'hôpital au 1er janvier 1866, la malade y était encore en traitement.

Il existe dans l'observation que nous venons de rapporter de nombreux éléments de prédisposition à la phthisie : hérédité, privations, fatigues, chagrins. Cependant, quand on considère que la malade a eu huit grossesses en vingt ans, que sa santé est restée bonne jusqu'à la dernière, malgré toutes les causes d'épuisement qu'elle avait traversées ; que c'est immédiatement après la dernière couche qu'ont débuté les accidents thoraciques qui depuis n'ont plus cessé, et ont permis de constater cinq mois plus tard l'existence d'une phthisie au troisième degré, il nous semble impossible de ne pas admettre que la dernière gestation au moins, et probablement toutes les autres réunies, ont exercé sur l'organisme une influence débilitante qui a amené l'explosion de la maladie pulmonaire.

OBSERVATION III.

Tempérament lymphatico-sanguin; fatigues; pleurésie gauche à 33 ans; grossesse à 37 ans; fausse couche dans le cinquième mois; phthisie immédiatement après l'accouchement.

Aimée G...., femme D...., âgée de 40 ans, couturière, entre le 3 avril 1864 à l'hôpital Cochin, salle Saint-Philippe, n° 3, service de M. Woillez.

D'un tempérament lymphatico-sanguin, d'une constitution robuste, cette femme ne se connaît aucun antécédent héréditaire. Jusque il y a trois ans, elle a été d'une forte santé; elle n'a eu ni engorgement ganglionnaire, ni abcès froid, ni ophthalmie chronique, ni éruption cutanée. Pas de manifestations rhumatismales ou hystériques. Toujours nourrie convenablement, elle a beaucoup travaillé et s'est de tout temps fatiguée. Elle a eu, dans ces trois dernières années, des chagrins violents et de nombreuses privations depuis un an. Elle n'a point fait de maladie grave jusqu'à l'âge de 33 ans. Jamais elle n'avait été sujette à tousser; à 33 ans, elle eut une pleurésie gauche dont elle se remit parfaitement. Régulièrement réglée sans pertes blanches, elle devint enceinte à l'âge de 37 ans; sa grossesse ne présenta d'abord aucune complication; pas de vomissement; pas de ptyalisme. Mais, vers le cinquième mois, à la suite d'une colère, elle fit une fausse couche, il y a de cela deux ans et demi. Le travail fut très-court et n'entraîna aucun accident fâcheux. Seulement, à partir de ce moment, elle commença à tousser. La toux n'a plus cessé; elle était accompagnée d'une gêne notable de la respiration, sans douleur thoracique. En même temps la malade perdait ses forces et son embonpoint, et depuis, l'amaigrissement et l'affaiblissement n'ont fait qu'augmenter. Il y a environ un an, il est survenu des palpitations cardiaques extrêmement pénibles pour lesquelles la femme G..... a fait un séjour de trois mois à l'hôpital en août, septembre et octobre derniers.

Il y eut de plus des hémoptysies à plusieurs reprises. Les palpitations ont persisté; c'est même le seul symptôme qui soit douloureux. La toux est toujours la même, peu fréquente, sans douleur thoracique, avec une oppression peu considérable et une expectoration jaunâtre médiocrement abondante. Pas de frissons; pas de fièvre; pas de malaise le soir; pas de sueur. Appétit; pas de vomissement; pas de diarrhée; pas de céphalalgie; insomnie très-pénible. Maigreur et faiblesse extrêmes. Tels sont les symptômes que l'on constate lors de l'entrée à l'hôpital, le 3 avril 1864. De plus, on trouve les signes physiques suivants : *A gauche*, en avant et en arrière, matité, gargouillement, souffle dans la moitié supérieure environ. *A droite*, en arrière, souffle dans les fosses sus et ous-épineuses; sans râles humides ni matité; rien à droite en avant. Rien au cœur, si ce n'est une grande violence des battements.

Nous trouvons ici une femme qui n'offre aucun antécédent héréditaire morbide bien accusé, qui n'a eu aucune manifestation diathésique, et qui, malgré des fatigues nombreuses, s'est toujours bien portée jusqu'à l'âge de 37 ans, à l'exception d'une pleurésie gauche parfaitement guérie du reste; elle était robuste et d'une forte constitution. A 37 ans, elle devient enceinte; la grossesse n'amène aucune complication qui puisse altérer la santé, et cependant, immédiatement après l'accouchement, qui a lieu dans le courant du cinquième mois, il apparaît des symptômes thoraciques qui depuis ont persisté, et qui s'accompagnent, dès le début, d'un amaigrissement et d'un affaiblissement toujours croissants. Deux ans et demi après, on constate tous les signes d'une phthisie au troisième degré. Ici l'influence de la grossesse sur la production des tubercules est incontestable. Que les fatigues résultant d'un travail excessif aient eu leur part dans la débilitation générale, nous ne le nions pas, mais elles n'avaient pas suffi à elles seules pour produire la phthisie, et il a fallu cinq mois de gestation pour amener l'organisme à un état tel que la tuberculisation se développe. Depuis les chagrins et les privations de la dernière année ont certainement dû favoriser la marche de la maladie, mais la cause prédisposante principale n'est pas là, elle est dans la grossesse, qui a été le point de départ des accidents. On ne peut d'ailleurs attribuer à la gestation d'action spéciale sur le poumon, puisque pendant sa durée il n'est apparu aucun phénomène thoracique; d'autre part, devrait-on considérer la pleurésie gauche, qui a existé sept ans auparavant, comme une première manifestation tuberculeuse? Rien ne légitime une pareille hypothèse : la femme s'était parfaitement remise, et dans l'intervalle des deux maladies la santé était très-bonne et les forces intactes. En admettant, du reste, la pleurésie comme un premier signe de tubercules pulmonaires dont la marche se serait ensuite arrêtée ou serait restée latente, la grossesse n'en marquerait pas moins le début d'une nouvelle évolution beaucoup plus grave que la première. Il est à remarquer que, dans le cas qui nous occupe, la gestation n'a pas été menée jusqu'à terme; mais, pour avoir été moins prolongée, son action ne paraît pas différer de celle qui s'exerce lorsque l'accouchement se fait à neuf mois.

OBSERVATION IV.

Tempérament lymphatico-sanguin; trois grossesses en cinq ans; affaiblissement au début de la troisième; phthisie immédiatement après l'accouchement; amélioration au bout de cinq mois.

Marie S....., femme J....., âgée de 26 ans, sans profession, entre le 14 janvier 1863 à l'hôpital Saint-Antoine, salle Sainte-Marguerite, nº 41, service de M. Woillez.

Ne présentant aucun antécédent morbide héréditaire, cette femme est d'une très-forte constitution. Elle n'a jamais été malade : pas d'engorgement ganglionnaire; pas d'ophthalmie scrofuleuse; pas de rhumatisme. D'un tempérament lymphatico-sanguin, elle était très-robuste et n'a jamais été sujette à tousser. Elle a eu 3 enfants en cinq ans. Ses grossesses, ses couches et ses suites de couches ont été bonnes. Son état général ne paraît pas s'en être ressenti jusqu'à la dernière grossesse, où elle a commencé d'éprouver une faiblesse marquée. Elle s'était du reste toujours trouvée dans de bonnes conditions hygiéniques. Convenablement nourrie, ne se fatiguant pas, elle n'a eu ni privations, ni chagrins vifs. Elle est accouchée de son dernier enfant, il y a quatre mois. Immédiatement après son accouchement, elle a commencé à tousser, et depuis, la toux a persisté. En même temps, il est survenu de la laryngite avec raucité de la voix; de l'oppression, des douleurs d'abord dans les côtés de la poitrine, puis derrière le sternum : une expectoration peu abondante, sans hémoptysie; des sueurs profuses. Pas de fièvre; pas de vomissement; pas de diarrhée; appétit conservé; pas de céphalalgie; amaigrissement considérable; faiblesse de plus en plus marquée. Au bout d'un mois, la femme J..... est entrée à l'hôpital, d'où elle est ressortie deux mois après, réellement améliorée. Cette amélioration a persisté environ dix jours; puis la malade s'étant fatiguée et refroidie en soignant un de ses enfants, est retombée dans le même état où elle se trouvait lors de son premier séjour à Saint-Antoine. C'est alors qu'elle demande à rentrer, et l'on constate, outre les symptômes que nous avons mentionnés plus haut, les signes physiques suivants : Le 14 janvier 1863, *percussion* normale; à l'*auscultation*, expiration prolongée et retentissement de la voix dans les fosses sus-épineuses des deux côtés.

Le 27, outre l'expiration prolongée, on trouve une faiblesse extrême du bruit respiratoire du côté droit, au sommet, en avant et en arrière ; en même temps, la percussion donne un son plus aigu à droite sous la clavicule. Les autres symptômes restent les mêmes ; cependant la malade se plaint d'avoir éprouvé hier des frissons. Le 3 février, nouveau frisson à trois heures de l'après-midi ; la nuit, douleur dans l'épaule droite et entre les deux épaules ; point douloureux en avant et à droite ; point douloureux au niveau des quatrième, cinquième et sixième espaces intercostaux en avant et en arrière. Le 4, matité et faiblesse extrêmes du bruit respiratoire, sous la clavicule et dans les fosses sus et sous-épineuses des deux côtés, surtout à gauche ; même état du reste. Le 11, cette femme demande sa sortie ; la toux est moins fréquente ; les fonctions digestives toujours intactes ; les sueurs persistent ; les frissons ont disparu, et il n'y a pas de fièvre ; les douleurs thoraciques ont cessé ; les forces sont revenues en partie. En un mot, il y a amélioration. Mêmes signes physiques.

Dans cette observation, la malade, d'un tempérament lymphatico-sanguin, mais ne présentant aucun antécédent héréditaire direct, hygiénique ou pathologique, qui paraisse la prédisposer à la phthisie, bien portante du reste et d'une forte constitution, a, de 21 à 26 ans, trois grossesses presque consécutives ; les deux premières ne paraissent pas altérer la santé, la troisième détermine un état de faiblesse considérable, et c'est immédiatement après son terme que, bien qu'il n'y ait eu, dans le courant de ces cinq années, aucune complication pathologique ou hygiénique, on voit éclater les premiers symptômes de la phthisie. Un séjour de deux mois à l'hôpital amène une amélioration qui est bientôt suivie d'une rechute, provoquée par la fatigue et le refroidissement. On constate alors, quatre mois après le début, les signes d'une phthisie au premier degré. Il nous semble impossible, en l'absence de toute autre cause de débilitation, et vu l'époque des premiers accidents thoraciques qui suivent immédiatement la dernière couche, de ne pas admettre l'influence sur la production des tubercules pulmonaires des trois grossesses qui se sont succédé à termes rapprochés. En même temps, la faiblesse générale, qui apparaît au début de la troisième, indique le mode d'action qui a été exercé par la gestation.

OBSERVATION V.

Hérédité ; lymphatisme ; scrofule ; mauvaise hygiène ; rhumes fréquents ; grossesse
à 17 ans et demi ; bronchite la première moitié ; chloro-anémie consécutive à l'accouchement ; phthisie trois mois et demi après la délivrance ; mort au bout d'un an.

Eugénie L....., âgée de 19 ans, blanchisseuse, entre, le 7 juin 1865, à l'hôpital de la Charité, salle Sainte-Marthe, n° 1, service de M. Beau. Maigre, d'un
tempérament lymphatique, d'une constitution médiocre, mais résistant bien à la
fatigue Cette femme ne connaît dans sa famille personne qui tousse : son père,
âgé de 45 ans, est d'une forte santé ; sa mère a 39 ans, elle est maigre, nerveuse,
sujette à des attaques convulsives, avec perte de connaissance ; une de ses sœurs
est morte toute jeune ; un de ses frères, âgé de 15 ans, est maigre, mais ne
tousse pas ; et un autre frère, âgé de 10 ans, a eu à 8 ans des ganglions sous-
maxillaires suppurés et à 9 ans une fièvre typhoïde. Élevée en nourrice, la malade a toujours travaillé beaucoup depuis l'âge de 5 ans. Son travail est dur, la
force à rester debout, et l'expose au froid, à l'humidité et au feu de charbon.
Elle a souvent passé des nuits sans dormir ; bien nourrie jusqu'à l'âge de 10 ans,
elle l'a été insuffisamment depuis ; elle mangeait très-peu de viande. Elle a été
dans son enfance soumise à de mauvais traitements. A l'âge de 3 ans, elle a eu
une rougeole ; à 5 ans une variole dont elle s'est remise assez vite ; de la gourme
jusqu'à 14 ans ; pas d'ophthalmie ; pas d'abcès froid ; de tout temps elle a été
sujette à s'enrhumer au moindre refroidissement ; jamais d'hémoptysie : deux
érysipèles de la face, le premier à 12 ans, le second à 14 ; depuis l'âge de 4 ans
elle a eu sept ou huit fois par an des névralgies faciales gauches, qui duraient
trois ou quatre jours. Elle n'a jamais eu de rhumatisme ; adénite sous-maxillaire jusqu'à 15 ans ; angines fréquentes durant sept ou huit jours ; pas de fièvre
typhoïde ; pas de fluxion de poitrine ; pas d'attaque ni de boule hystérique.
Elle a été réglée à 15 ans moins trois mois, huit jours par mois, perdant abondamment un sang noir souvent en caillots, avec coliques utérines et douleurs de
reins les premiers jours de ses règles, qui du reste venaient régulièrement. Un
ou deux jours avant de les avoir elle perdait en blanc. Vers 17 ans et demi elle
est devenue enceinte ; sa grossesse a été bonne : pas de vomissements, pas de
ptyalisme ; seulement elle a toussé pendant la première moitié, à la suite d'un
refroidissement qu'elle avait contracté en travaillant dans l'eau. Elle est accouchée à sept mois et demi, le 18 juillet 1864. L'enfant a vécu vingt-trois jours. La
mère, n'ayant pas de lait, n'a pas nourri : elle est sortie de l'hôpital douze jours
après ses couches. Les suites de couches ont été régulières ; seulement la malade
se trouvait dans un état de faiblesse qui a toujours persisté depuis. Son appétit

a diminué à partir de cette époque, et deux mois après l'accouchement elle ne pouvait plus manger de viande. Les règles ont reparu cinq mois après la délivrance, mais très-pâles et peu abondantes. Dans l'intervalle des époques, pertes blanches. Le 1ᵉʳ novembre 1864, ayant toujours conservé depuis sa couche de la faiblesse et de l'inappétence, elle se refroidit. Le lendemain, elle commence à tousser, et depuis cette époque la toux a toujours persisté à peu près avec la même intensité : c'est une toux quinteuse, fréquente, autant le jour que la nuit, et qui ne paraît influencée ni par le chaud, ni par le froid, ni par l'humidité ; pas d'expectoration, pas d'hémoptysie, pas d'oppression, pas de dyspnée, pas de points thoraciques douloureux ; seulement, depuis trois ans, douleur vague entre les épaules. Pas de fièvre, pas de sueurs. L'appétit, déjà beaucoup diminué, va en déclinant de plus en plus ; pas de nausées, pas de vomissements, pas de diarrhée, digestions lentes et difficiles. Au mois de mars 1865, la malade entre à l'hôpital Saint-Antoine, pour des coliques et des douleurs de reins ; elle y reste trois semaines, et de là va passer quinze jours au Vésinet. Pendant son séjour à l'hôpital, elle se refroidit ; elle se refroidit de nouveau au Vésinet, et à partir de ce moment (avril 1865), elle devient beaucoup plus malade. La toux persiste la même ; elle ressent des douleurs en toussant à l'épigastre, dans le dos, dans les épaules, dans les côtés, surtout à droite. La respiration est courte ; crachats jaunes mêlés à de la sérosité, nauséeux, et dont l'expulsion facilite la respiration. Inappétence, ou du moins appétit fort irrégulier ; déglutition douloureuse à la pointe du sternum, dyspepsie, nausées et vomissements par la toux, pas de diarrhée. Frissons journaliers durant plusieurs heures de suite, venant irrégulièrement, suivis de chaleur ; pas de sueurs. Les règles se suppriment ainsi que les pertes blanches. Peu de sommeil à cause de la toux.

La femme L...., qui maigrissait depuis son accouchement, perd de plus en plus son embonpoint et ses forces. Après sa couche, comme après le début de la toux, elle avait pu reprendre son travail, quelque dur qu'il fût. A partir du mois d'avril, elle ne peut plus travailler une journée complète. Cet état persiste jusqu'au mois de juin, époque où elle entre à l'hôpital. Quelques jours avant son entrée, elle avait rejeté deux ou trois crachats sanglants. A cette période, la toux était toujours aussi forte ; il y avait des douleurs thoraciques spontanées ; une oppression considérable, même au repos ; les crachats étaient devenus verts. Fièvre persistante. Même état des fonctions digestives. Même état général. Lors de l'entrée à l'hôpital, on prescrit des pastilles de sous-carbonate de plomb (une de 20 centigrammes par jour). Après trois semaines de ce traitement, la toux avait un peu diminué ; mais alors il survint dans les membres inférieurs et supérieurs, surtout au niveau des jointures, des douleurs arthralgiques lancinantes, plus fortes le jour, par le repos, par le froid, à peu près continues aux membres inférieurs, moindres et tout à fait passagères aux membres supérieurs, n'étant du reste nullement influencées ni par la toux, ni par l'état gé-

néral. Le traitement saturnin fut interrompu ; malgré cela, les douleurs arthralgiques persistèrent, surtout dans les membres inférieurs. Cependant, la santé
allait en empirant, et deux mois après l'entrée, le 26 août 1865, on constatait
les signes suivants : toux fréquente, respiration très-gênée, fréquente et douloureuse Douleurs thoraciques et épigastriques spontanées, exacerbées par
la toux et la respiration Crachats verts, nauséeux, un crachoir par jour. Inappétence, appétit capricieux ; impossibilité de manger de la viande ; nausées et vomissements d'aliments et de boissons par la toux ; quelquefois, le matin à jeun,
vomissements bilieux : digestions lentes ; selles régulières ; pas de diarrhée.
Frissons vers le soir ; pouls 104, régulier, un peu vite, médiocrement large, peu
résistant et très-faible ; pas de chaleur à la peau ; sueurs nocturnes depuis un
mois ; pas d'œdème des jambes. Sommeil assez bon ; pas de règles ; pas de flueurs
blanches. Très-maigre et très-pâle, la malade peut à peine rester debout une
heure de suite. On trouve comme signes physiques *à la percussion, en avant, à
gauche*, rien d'anormal ; *à droite*, un peu moins de sonorité dans les quatre premiers espaces, surtout dans le premier ; *en arrière*, une sonorité faible, mais
égale des deux côtés. *A l'auscultation, en avant, à gauche*, râles obscurs par la
toux sous la clavicule, voix peu retentissante, retentissement des battements
cardiaques ; *à droite*, inspiration sèche et rude, avec quelques râles humides
plus nombreux par la toux, dans les deux premiers espaces. Voix retentissante
et soufflante au même niveau ; *en arrière, à gauche*, râles humides dans la fosse
sus-épineuse ; respiration sèche dans la fosse sous-épineuse. Pectoriloquie ; *à
droite*, râles humides dans la fosse sus-épineuse, et dans la moitié supérieure de
la fosse sous-épineuse, plus nombreux qu'à gauche ; expiration prolongée et
pectoriloquie. Pas de râles humides aux deux bases. L'état alla en s'aggravant
progressivement pendant deux mois encore, et la malade mourut à l'hôpital vers
le milieu de novembre 1865.

Nous voyons une jeune fille de 19 ans, scrofuleuse héréditairement, comme semblent l'indiquer, malgré le bon état de santé
de ses parents, l'apparition précoce chez elle de manifestations
diathésiques du côté de la peau et des ganglions sous-maxillaires et l'existence chez un de ses frères de manifestations semblables. Sujette de tout temps aux rhumes et aux angines, elle est
soumise, de longues années et de bonne heure, à toutes les causes
d'affaiblissement : travail dur et excessif depuis l'âge de cinq ans,
mauvais traitements, alimentation insuffisante, exposition prolongée au froid, à l'humidité, au feu de charbon ; veilles
répétées. Cependant sa santé se maintient et elle garde ses forces

intactes jusqu'à l'âge de 17 ans et demi. La menstruation s'établit bien et sans accident; mais elle devient enceinte, et bien que sa grossesse, ses couches et ses suites de couches soient régulières, elle conserve, à partir de la délivrance, un état de faiblesse et d'inappétence que viennent encore augmenter des fatigues excessives et dont elle ne se relève pas. C'est au milieu de ces conditions qu'un refroidissement lui fait contracter, quatre mois et demi plus tard, une bronchite soit simple, soit tuberculeuse d'emblée, mais qui, en tout cas, s'accompagne bientôt de tous les signes de la phthisie pulmonaire. De nouvelles fatigues avec une alimentation insuffisante, une indisposition de trois semaines et des refroidissements répétés amènent, au bout de cinq mois, une exacerbation qui va en augmentant progressivement jusqu'à la mort, arrivée un an après le début des premiers accidents. Il nous semble impossible d'admettre que la grossesse n'ait pas exercé, dans ce cas, une influence considérable sur le développement de la tuberculisation. Certainement ce n'a point été la seule cause de la maladie; mais survenant chez un sujet qui, bien que prédisposé, avait eu jusque-là une santé à peu près bonne, elle l'a mis dans un état d'imminence morbide tel qu'un simple refroidissement a suffi pour déterminer l'explosion de la phthisie. La réalité et le mode d'action de la gestation nous paraissent indiqués par les symptômes de chloro-anémie (inappétence, faiblesse, troubles menstruels) qui se déclarent consécutivement à la couche et persistent jusqu'au début des accidents thoraciques.

OBSERVATION VI

Tempérament lymphatico-sanguin ; mauvaise hygiène ; grossesse à 20 ans ; abcès du sein après l'accouchement; chloro-anémie consécutive ; phthisie trois mois et demi après la délivrance ; phthisie aiguë; mort.

Annette P..., âgée de 21 ans, domestique, entre le 2 mars 1864, à l'hôpital Cochin, salle Saint-Philippe, n° 17, service de M. Woillez.

Cette malade, d'une forte constitution et d'une bonne santé, ne se connaît aucun antécédent du côté de ses parents ni de ses frères ou sœurs. D'un tempérament lymphatico-sanguin, elle n'a jamais eu ni gourme, ni ophthalmie chronique, ni engorgement ganglionnaire; pas de rhumes fréquents; une pleurésie droite de six semaines à deux mois vers 12 ans. Elle a toujours eu une existence fort dure, elle a travaillé à la terre jusqu'à 19 ans, surmenée et mal nourrie. Devenue enceinte à 20 ans, elle est venue à Paris en juillet 1863 et y a fait, comme domestique, un service pénible jusqu'au 2 septembre, qu'elle est accouchée à Lariboisière, après deux heures de travail. Bonnes couches; bonnes suites de couches. Elle commença à nourrir; mais, au bout de douze jours, elle eut un abcès du sein droit, qui la força à mettre son enfant au dépôt, où il est mort au bout d'un mois et demi, et à rentrer, après quinze jours de séjour au Vésinet, à Lariboisière, dans le service de M. Chassaignac. Elle en est sortie au bout de dix jours, après qu'on lui eut ouvert cet abcès et passé un drain, vers le 15 octobre. A partir du 15 octobre, elle se remit en place, se fatigua, fut mal nourrie et maigrit notablement. Au milieu de novembre, elle eut une affection cutanée mal caractérisée, limitée aux poignets et aux avant-bras, qui dura quelques jours. Enfin, vers le 10 décembre 1863, elle fut prise de douleurs dans les poignets et en même temps d'une toux fréquente, qui l'obligea de quitter son travail et d'entrer dans un asile, où elle est restée jusqu'au 2 mars, se fatiguant beaucoup et assez mal nourrie. Pendant tout ce temps elle continua à tousser, quoique moins violemment qu'au début; quelques crachats sanglants; oppression; diminution des forces; battements de cœur; douleurs dans les poignets; amaigrissement considérable. Le 2 mars 1864, elle entre à Cochin, à cause de son état de faiblesse et de ses douleurs articulaires. Le soir de l'entrée, nous l'examinons et nous constatons, outre la toux et l'oppression, de la chloro-anémie avec pertes blanches. Rien au sommet. Au bout de quelques jours, vers le 15 mars, on trouvait aux deux sommets, dans le tiers supérieur, des râles sous-crépitants que le tannin fit disparaître en trois ou quatre jours; en même temps, la malade était soumise à un traitement tonique (bagnols, vin de quinquina, eau rougie, pilules de tartrate de fer, bains sulfureux, injections vaginales d'eau de noyer, deux portions). La toux continuait toujours. Le 25 mars, cette femme est prise de fièvre violente, avec vomissements, céphalalgie, douleurs de reins. Le 29, outre une toux médiocrement fréquente, on constate une oppression considérable, de la cyanose, des râles humides et sibilants des deux côtés, dans toute la hauteur, avec prédominance à gauche; pouls à 120. (Julep aconit, 1 gr.; sirop diacode, 15 gr.; kermès, 0 gr. 30; vésicatoire.) Pendant huit jours, les symptômes vont en s'aggravant; le pouls monte à 130, l'oppression et la cyanose deviennent extrêmes, les râles secs et humides persistent les mêmes, et la mort arrive le 7 avril au matin. A l'autopsie, on trouve, outre une masse tuberculeuse jaune, ramollie à son centre, grosse comme une petite orange, qui occupe le sommet du poumon gauche, les deux poumons criblés de granulations miliaires tuberculeuses. Des granulations semblables existaient dans le péritoine, sur les organes abdominaux, dans le péricarde et jusque dans le cœur.

Il nous semble qu'on ne peut nier à la grossesse dans le cas précédent une action prédisposante sur la tuberculisation. En effet, il s'agit d'une femme qui n'a aucun antécédent héréditaire prononcé, qui n'a eu elle-même aucune manifestation scrofuleuse, qui a été à la vérité soumise de tout temps à une mauvaise hygiène, mais n'en a jamais souffert jusqu'à l'âge de vingt ans. A cette époque, elle devient enceinte ; sa grossesse se passe bien, ainsi que ses couches. Toutefois, un mois et demi après, à la suite d'un abcès du sein et de la persistance des mêmes causes hygiéniques qui existaient avant la gestation, elle maigrit et devient chloro-anémique. Deux mois plus tard, elle contracte une toux de nature probablement tuberculeuse, ainsi que le démontre le tubercule jaune ramolli trouvé au sommet du poumon gauche. Pendant trois mois et demi, les symptômes suivent une marche assez lente, puis tout d'un coup des accidents suraigus arrivent, et la malade meurt en présentant à l'autopsie toutes les lésions d'une phthisie aiguë, entée sur une phthisie chronique. Dira-t-on que les mauvaises conditions hygiéniques ont été la seule cause prédisposante et que la grossesse n'a joué aucun rôle ? Nous répondrons que l'hygiène a été défectueuse longtemps sans produire d'accident, et que l'affection thoracique a suivi de bien près l'accouchement. Fera-t-on intervenir l'abcès du sein ? Mais c'est une maladie dont la courte durée et le peu de retentissement sur l'organisme ne permettent pas de supposer qu'elle ait pu faire naître la phthisie. Il nous paraît beaucoup plus juste d'admettre que la gestation a joué le rôle de cause prédisposante puissante, qu'elle s'est jointe aux mauvaises conditions hygiéniques, pour agir dans le même sens en débilitant la constitution, et qu'elle a contribué à amener ce que seules les conditions hygiéniques n'avaient pu produire, à savoir, l'évolution tuberculeuse.

Nous remarquerons dans cette observation l'absence de tout signe physique pouvant révéler la présence des tubercules, lors de l'entrée à l'hôpital, bien que la malade en présentât tous les symptômes rationnels, et que l'autopsie en ait plus tard démontré l'existence. Ce fait n'est pas rare, et c'est lui qui si souvent rend difficile le diagnostic de la phthisie pulmonaire, surtout au début. Nous noterons aussi que la grossesse ne paraît avoir exercé aucun effet direct sur le poumon ; du moins, pendant sa durée, on ne voit pas survenir d'accident qui intéresse les organes thoraciques.

OBSERVATION VII.

Tempérament lymphatico-nerveux ; santé chétive ; mauvaise hygiène ; cinq grossesses de 20 à 29 ans ; vómissements et ptyalisme à chacune d'elles ; phthisie cinq mois après l'accouchement ; sixième grossesse ; exacerbation ; nouvelle exacerbation dix jours après la couche.

Eugénie B..., femme C..., âgée de 34 ans, teinturière, entre le 3 juillet 1865 à l'hôpital de la Charité, salle Sainte-Marthe, n° 9, service de M. Beau.

D'un tempérament lymphatico-nerveux, petite et chétive actuellement, avec le teint pâle et les pommettes rouges, cette femme, d'une bonne santé autrefois, ne connaît dans sa famille personne qui ait été sujet à tousser, à l'exception d'un frère de 30 ans, bien portant du reste. Elle a beaucoup travaillé depuis l'âge de 10 ans ; son état est dur et pénible, surtout à cause de la température à laquelle il expose ; elle a toujours été convenablement nourrie. Mariée deux fois, elle fut très-maltraitée pendant cinq ans par son premier mari, qui est mort phthisique, il y a cinq ans et demi. Elle n'a jamais eu de gourme, pas d'ophthalmie chronique, pas d'engorgement ganglionnaire, pas de douleur rhumatismale, pas de fluxion de poitrine, pas de fièvre typhoïde ; angines fréquentes ; pas de rhume, mais de tout temps oppression et battements de cœur. Réglée à 18 ans, régulièrement et assez abondamment, elle a eu de 20 à 23 ans trois grossesses qui ont été pénibles ; elle avait pendant leur durée des vomissements et du ptyalisme ; elle n'a pas nourri. A la suite de sa troisième couche, elle a eu pendant cinq mois une affection thoracique mal déterminée, avec toux douloureuse sans hémoptysie. A 27 ans, elle eut une quatrième grossesse, et à 29 ans une cinquième. Durant ces deux gestations, ptyalisme et vomissements comme aux précédentes. La cinquième fut même plus pénible que les autres ; la malade toussa le dernier mois ; elle ne nourrit pas. A 28 ans, à la suite d'un accès de colère, elle eut une attaque hystéro-épileptique, avec cri initial, perte complète de connaissance et mouvements convulsifs cloniques. Des attaques de ce genre se sont répétées de mois en mois jusqu'à l'âge de 32 ans ; de 28 à 30 ans, pertes blanches. A 30 ans, cinq mois après la cinquième couche, elle fut prise tout à coup, sans cause connue, de vomissements de sang très-abondants, venant à la suite de quintes de toux sèche. Ces vomissements de sang continuèrent huit jours, puis ils furent remplacés pendant deux mois par des crachats sanglants, et, pendant une année, il y eut encore des crachements de sang à une dizaine de reprises. La toux, qui avait débuté trois jours après la première hémoptysie, a duré depuis, non continûment, mais revenant très-souvent sans cause déterminée, le plus ordinairement à la suite de fatigues. L'oppression habituelle devint plus considérable; la toux provoquait des douleurs derrière le sternum et à la région précordiale; battements de cœur violents; crachats jaunes, déchiquetés, abondants; appétit diminué; vomissements et diarrhée qui durait dix à quinze jours et s'est reproduite plusieurs fois pendant trois mois; pas de fièvre; amaigrissement et affaiblissement considérables; règles normales et régulières, mais peu abondantes. Les choses persistèrent dans cet état pendant assez longtemps; la toux continua, cessant pour revenir bientôt. Au bout d'une année, les crachements de sang disparurent; toujours de l'oppression, des douleurs thoraciques, une expectoration abondante, de l'appétit, des alternatives de diarrhée et de constipation, de l'amaigrissement et une faiblesse très-grande. Vers la fin d'août 1864, la femme C... devint enceinte pour la sixième fois. Comme aux autres grossesses, vomissements et ptyalisme plus abondants encore que précédemment. A partir du début de la grossesse, la toux, qui jusque-là avait été intermittente, ne cessa plus. Elle augmenta beaucoup depuis le mois de janvier 1865. L'accouchement eut lieu le 31 mai; il se passa sans accident, et, pendant neuf jours, la malade alla très-bien; elle ne toussait à peu près plus, mangeait, n'avait ni vomissements, ni diarrhée, ni fièvre; mais le neuvième jour, il y eut une exacerbation; la toux reparut très-fréquente, plus même que pendant la grossesse; douleurs rétro-sternales et précordiales; battements de cœur, lors des quintes; oppression, crachats jaunes, pas d'hémoptysie; diminution de l'appétit, nausées par les efforts d'expectoration; pas de vomissements, pas de douleurs de ventre; alternatives de diarrhée et de constipation; miction normale; frissons vers les trois heures de l'après midi, sueurs nocturnes, fièvre, œdème des jambes. La malade recommence à maigrir et à perdre ses forces. C'est dans cet état qu'elle est entrée dans le service de M. Beau, le 3 juillet 1865. Elle n'avait pas encore vu son retour de couches, et outre les symptômes que nous venons d'énumérer, elle présentait les signes physiques suivants : *à la percussion, en avant, à gauche,* matité complète dans toute la hauteur; *à droite,* matité dans le tiers supérieur; *en arrière, à gauche,* matité dans les deux tiers supérieurs; *à droite,* dans le quart supérieur, avec submatité au-dessous jusqu'à la moitié inférieure. *A l'auscultation, en avant, à gauche,* gargouillements très-nombreux dans toute la hauteur; *à droite,* rien d'anormal; *en arrière, à gauche,* gros gargouillement, souffle caverneux dans la fosse sus-épineuse, gargouillement intermittent, gros et rare dans la fosse sous-épineuse; au-dessous, râles très-fins et souffle intense; *à droite,* mêmes signes; voix caverneuse en haut. Il existe évidemment une grosse

caverne anfractueuse aux deux sommets et de petites cavernes nombreuses aux
deux bases. Le pouls est à 116. Sur les six enfants qu'a eus cette femme, quatre
sont morts de convulsions en bas âge; les deux autres sont assez bien portants.
Le 6 juillet 1865, elle demande sa sortie et quitte l'hôpital trois jours après être
entrée.

L'influence de la grossesse sur le développement de la phthisie
est ici évidente. La femme C... ne présentait, en dehors de son
tempérament, aucun antécédent héréditaire ou pathologique qui
pût la prédisposer aux tubercules. Elle avait toujours mené, à la
vérité, une existence fatigante; mais, quoique médiocrement forte,
elle avait été d'une bonne santé jusqu'à vingt ans; le seul signe
suspect qu'elle offrît consistait en une oppression habituelle liée
probablement à des battements de cœur. Elle eut alors en trois
ans trois grossesses; après la troisième, il se déclara une affection
thoracique de nature douteuse. Quatre ans plus tard, elle redevient enceinte; elle le redevient encore deux ans après; toujours
la grossesse se complique de troubles gastro-intestinaux. A la fin
de la cinquième gestation, elle tousse un mois, et cinq mois après
sa couche les accidents de la phthisie apparaissent. Ils avaient été
précédés de deux années de pertes blanches, sans douleurs abdominales, qui semblent indiquer un état de débilitation générale et
d'anémie. Ces accidents restent stationnaires deux ans et demi;
puis une sixième grossesse, plus pénible encore que les précédentes, vient les augmenter; ils s'aggravent de nouveau au cinquième mois; un instant l'accouchement paraît les calmer; mais,
après une amélioration très-courte, ils recommencent plus intenses
que jamais, et c'est alors que la malade entre à l'hôpital, où l'on
constate tous les signes d'une tuberculisation pulmonaire au troisième degré, très-étendue, avec réaction organique des plus prononcées. Tout en faisant la part du tempérament, des excès de
fatigues, du genre de travail, des mauvais traitements, nous remarquerons que la santé de la malade avait très-bien résisté à ces
causes de débilitation. Il a fallu que les grossesses se répétassent
presque sans interruption pour qu'il apparût des symptômes
morbides; et l'on vit, sinon à chacune d'elles, du moins à mesure

qu'elles se multipliaient, ces symptômes devenir plus fréquents, plus graves, et finalement aboutir à la phthisie, sans qu'aucune autre condition prédisposante soit intervenue. Est-ce à dire que la gestation ait agi d'une manière spéciale sur les organes thoraciques? L'époque d'apparition et la nature des premiers accidents semblent contredire cette opinion. C'est bien plutôt par son action débilitante générale que la grossesse a conduit l'organisme à la tuberculisation. Il est à noter que, dans ce cas, l'influence affaiblissante de la gestation est favorisée par ses complications mêmes, vomissements et ptyalisme ; mais, ainsi que nous avons déjà eu occasion de le dire (obs. 1), les deux éléments se confondent, et il est impossible de déterminer exactement le rôle de chacun d'eux.

OBSERVATION VIII.

Lymphatisme; quatre grossesses en quatre ans; affaiblissement dès la troisième ; début des accidents thoraciques six mois après la dernière couche; phthisie au troisième degré.

Zélie C....., femme J...., âgée de 24 ans, piqueuse de bottines, entre le 8 février 1864 à l'hôpital Cochin, salle Saint-Philippe, n° 5, service de M. Woillez.

D'un tempérament lymphatique, cette femme ne se connaît pas d'antécédents de famille; sujette depuis son enfance à avoir de l'engorgement ganglionnaire sous-maxilliaire, elle a cependant été d'une bonne santé jusqu'à 18 ans. Elle s'est d'ailleurs trouvée dans des conditions hygiéniques convenables : pas de privations ni d'excès de travail ou de veilles. Elle n'a jamais été sujette à tousser, n'a eu ni ophthalmie chronique, ni éruption cutanée, ni abcès froid. Pas de rhumatisme, pas d'attaque ni de boule hystérique. Réglée à 14 ans régulièrement, mais peu abondamment et sans douleur, elle s'est mariée à 18 ans; à partir de ce moment elle a commencé de perdre en blanc. A 19 ans, cinq mois d'accès de fièvre mal caractérisée. De 19 à 22 ans, elle a eu 4 grossesses qui se sont terminées, la seconde, par un avortement à quatre mois; la troisième, par un avortement à six mois : les deux autres, par des accouchements à terme. Ces grossesses n'ont été compliquées ni de vomissements, ni de salivation, et la santé s'est maintenue pendant ces quatre années à peu près aussi bonne que par le passé. Seulement, depuis la troisième grossesse, la malade, plus souvent fatiguée, se sentait moins forte qu'auparavant. Environ six mois après son dernier accouchement, elle a été prise de toux, et depuis lors, c'est-à-dire depuis quinze à seize mois, cette toux n'a pas cessé. En mai 1863, crachements de sang abondants qui se sont répétés à plusieurs reprises jusqu'au jour de l'entrée; à partir du mois de mai, disparition des règles. En novembre 1863, il y eut une exacerbation notable de la maladie. La toux a beaucoup augmenté, la respiration est devenue courte; douleurs dans les côtés de la poitrine et à l'épigastre; oppression. Les hémoptysies ont été plus rapprochées et il survint une expectoration jaune abondante. Frissons répétés toute la journée; chaleur le soir de cinq à neuf heures; inappétence; vomissements après le repas du soir; diarrhée; céphalalgie fréquente; amaigrissement considérable et perte des forces depuis novembre 1863. Cet état a persisté à peu près le même jusqu'en février 1864. Lors de l'entrée à l'hôpital (8 février), on constate, outre les symptômes précédents, les signes physiques suivants : *En avant*, sonorité normale; *à droite*, inspiration rude avec expiration prolongée, râles muqueux sous la clavicule jusqu'à la troisième côte; *à gauche*, râles muqueux et gargouillement à peu près dans la même étendue. *En arrière, à droite*, respiration très-faible, râles muqueux dans le tiers supérieur; *à gauche*, silence respiratoire presque complet; râles muqueux et gargouillement dans toute la hauteur. Pouls 100, petit, dépressible; peau sèche et chaude; maigreur extrême; ongles hippocratiques.

Nous remarquerons ici que la santé de la femme C... avait toujours été bonne jusqu'à ses grossesses, qu'à partir de la troisième elle a commencé à perdre ses forces et à offrir moins de résistance à la fatigue; que les premiers signes de l'affection thoracique ont apparu six mois après le dernier accouchement, alors que, en dehors du tempérament, rien, dans les antécédents hygiéniques et pathologiques, ne semblait prédisposer énergiquement à la phthisie. Il est bien difficile dès lors de ne pas reconnaître à cet état de gestation presque permanent durant quatre années une influence considérable sur la production des tubercules pulmonaires. Certainement la diathèse scrofuleuse, dont l'engorgement ganglionnaire révèle l'existence, a bien aussi sa part d'action; mais il faut noter qu'elle s'est bornée, jusqu'à l'époque où la malade est devenue enceinte, à produire des manifestations ganglionnaires. Ce n'est qu'après quatre grossesses consécutives que les poumons sont devenus tuberculeux. Le genre d'action que la grossesse a exercé dans ce cas est indiqué par cet affaiblissement général qu'on voit apparaître à partir de la troisième gestation. Ici, comme toujours, c'est en débilitant la constitution qu'elle a amené le développement de la plus grave des manifestations de la scrofule.

OBSERVATION IX.

Tempérament lymphatique ; pleurésie gauche à 15 ans ; grossesse à 22 ans et demi ; inappétence pendant sa durée ; faiblesse consécutive à l'accouchement ; phtbisie sept mois après la délivrance.

Rosalie L....., âgée de 22 ans, domestique, entre le 2 mars 1864 à l'hôpital Cochin, salle Saint-Philippe, n° 21, service de M. Woillez.

D'un tempérament lymphatique, mais d'une forte constitution et d'une bonne santé, cette femme ne présente aucun antécédent héréditaire morbide. Elle n'a eu non plus aucune manifestation diathésique; pas d'engorgement ganglionnaire ; pas d'ophtalmie chronique; pas d'abcès froids; pas de rhumatisme; pas d'attaque ni de boule hystérique. Elle n'a jamais été sujette à s'enrhumer. Elle a eu une pleurésie gauche à 15 ans, et s'en est bien remise. Réglée régulièrement, elle s'est toujours trouvée dans des conditions hygiéniques convenables; suffisamment nourrie, sans travail trop dur, sans excès de veilles. A 20 ans et demi, elle est devenue enceinte; sa grossesse fut assez bonne; elle a eu quelques vomissements seulement au début; pas de ptyalisme ; mais, pendant tout le temps qu'elle fut enceinte, son appétit était diminué de moitié. Elle vint à Paris, il y a huit mois et demi, quinze jours avant d'accoucher. La couche et les suites de couches se passèrent sans accidents. Toutefois elle ressentit consécutivement un état de faiblesse inaccoutumé, et son appétit ne revint jamais ce qu'il était ; elle perdit en blanc ; cette leucorrhée a persisté et les règles n'ont pas reparu. Il y a un mois, sept mois après l'accouchement, la malade, qui depuis lors n'avait pas encore recouvré sa santé habituelle, a été prise de toux avec douleur dans le côté gauche de la poitrine; étouffements, frissons, sueurs, battements de cœur, inappétence, nausées, constipation, amaigrissement, faiblesse. Tous ces symptômes ont été en augmentant depuis ; et, lors de l'entrée, on constate en outre des râles humides aux deux sommets en avant dans les deux premiers espaces intercostaux, en arrière dans les fosses sus et sous-épineuses. On trouve également de l'expiration prolongée dans les fosses sus-épineuses des deux côtés. Les râles humides sont plus nombreux à droite.

Dans l'observation que l'on vient de lire, trois faits nous frappent : le premier, c'est l'état chloro-anémique indiqué par les troubles digestifs, les pertes blanches, la faiblesse générale et l'aménorrhée qui suivent immédiatement l'accouchement et se prolongent pendant sept mois ; le second , c'est le peu de temps qui sépare la couche de l'explosion de la phthisie et qui est rempli tout entier par l'état d'anémie dont nous venons de parler ; le troisième , c'est la bonne santé que la malade avait à peu près toujours eue jusqu'à la gestation. Du rapprochement de ces trois faits, il nous semble légitime de conclure que si la grossesse n'a pas à elle seule amené le développement de la tuberculisation , du moins elle a dû exercer une influence prédisposante considérable en déterminant un état de faiblesse prolongée. Il est à remarquer qu'ici l'action propre de la gestation a été aidée par les troubles digestifs qui l'ont compliquée.

OBSERVATION X.

Hérédité ; lymphatisme ; grossesse à 37 ans ; anémie consécutive ; phthisie quelques mois après l'accouchement ; mort au bout de cinq ans.

Marie F....., veuve M...., âgée de 43 ans, dévideuse, entre le 1er mai 1863 à l'hôpital Saint-Autoine, salle Sainte-Marguerite, n° 31, service de M. Goupil. Maigre, d'un tempérament lymphatique, d'une faible constitution, cette femme, née de parents qui n'offraient aucun signe de phthisie, a cependant perdu une sœur qui crachait du sang. Réglée régulièrement de 11 à 30 ans, elle ne vit que deux fois de 30 à 32 ans ; puis ses règles revinrent normalement de 32 à 37 ans, époque à laquelle elles cessèrent définitivement. Pertes blanches de 30 à 40 ans. La malade a eu de 14 à 15 ans de l'impétigo de la face, puis une fièv:e typhoïde. Jusqu'à 37 ans, elle n'a pas été sujette à tousser; pas de rhumatisme ; pas de fluxion de poitrine. Elle a toujours beaucoup travaillé depuis l'âge de 8 ans ; son métier est très-fatigant; elle n'a point eu de privations jusqu'il y a deux ans; elle eut alors des revers de fortune et à la suite des misères et des chagrins. Elle a habité la Servie pendant plusieurs années; c'est là qu'elle est devenue enceinte en 1857, à l'âge de 37 ans. Sa santé jusque-là s'était parfaitement maintenue. Sa grossesse fut exempte de toute complication : pas de vomissement ; pas de ptyalisme. Elle accoucha à terme d'une fille qui vit encore et est bien portante. Ses couches furent bonnes ainsi que ses suites de couches. Cependant, à partir de ce moment, elle éprouva une faiblesse qu'elle n'avait jamais ressentie. En 1858 et 1859, elle eut à plusieurs reprises, pendant une année, des accès de fièvre mal accusée, probablement intermittente; elle eut aussi des ophthalmies fréquentes qui se sont répétées depuis. Dans le courant de 1858, c'est-à-dire quelques mois après son accouchement, elle commença à avoir à intervalles irréguliers de la toux et de l'oppression qui sont devenues de plus en plus fréquentes et de plus en plus fortes; elle eut quelques hémoptysies peu abondantes. Depuis le mois de décembre 1862, la toux est continuelle, l'oppression a augmenté; expectoration muco-purulente abondante; pas de douleur thoracique; diminution de l'appétit; quelquefois nausées; pas de vomissements; assez souvent de la diarrhée. Fièvre le soir; sueurs médiocrement abondantes le matin. Céphalalgie fréquente; sommeil troublé par l'oppression. Amaigrissement considérable; perte des forces. Les choses durèrent dans cet état tout l'hiver de 1862-63. Au commencement d'avril 1863, il y eut une exacerbation subite. La toux devint beaucoup plus fréquente, l'oppression excessive; frissons prenant l'après-midi; sueurs; inappétence complète; insomnie; c'est alors que la malade entra à l'hôpital. Elle était asphyxiante, la respiration haletante, la langue bleue, les lèvres cyanosées, les yeux saillants; et l'on constata, outre les symptômes que nous venons d'énumérer, les signes physiques suivants : *En avant, à gauche,* de la matité; des râles muqueux avec gargouillement *des deux côtés,* plus abondants *à gauche. En arrière :* de la matité dans la moitié supérieure *des deux côtés,* plus prononcée *à gauche ;* râles muqueux et gargouillements *des deux côtés* dans les trois quarts supérieurs. Elle mourut le 7 mai 1863, sept jours après son entrée.

La malade dont nous venons de rapporter l'observation avait bien des antécédents héréditaires suspects, indiqués par l'état de sa sœur, quelques antécédents personnels probablement scrofuleux, par exemple l'impétigo de la face dont elle fut affectée de 14 à 15 ans; elle était d'une constitution faible et elle avait eu à traverser de mauvaises conditions hygiéniques; mais, malgré cela, sa santé s'était toujours maintenue assez bonne, spécialement elle n'avait jamais toussé. Ce n'est qu'à partir de sa couche qu'elle commence à être mal portante; quelques pertes blanches semblaient indiquer que de 30 à 37 ans elle était moins forte, mais c'est à 38 ans, après qu'elle est accouchée, qu'il se déclare un état de faiblesse inaccoutumé; les flueurs blanches augmentent, et les règles ne reparaissent plus; en même temps, elle devient sujette à tousser et à avoir la respiration courte, sinon continûment, du moins fréquemment. Était-ce déjà de la phthisie? C'est ce qu'il serait difficile d'affirmer; c'était au moins un signe de prédisposition qui jusque-là n'avait pas existé. Une année de privations et de chagrins hâte le développement des tubercules, et, à partir de décembre 1862, les symptômes de l'affection pulmonaire sont évidents ; ils ne cesseront plus, ils seront formidables en avril, et, au commencement de mai, la malade viendra mourir en quelques jours à l'hôpital, en présentant tous les signes d'une tuberculisation pulmonaire au troisième degré très-étendue. Si la grossesse n'a pas tout fait, c'est elle du moins qui a jeté la malade dans cet état de faiblesse au milieu duquel la toux devait bientôt apparaître. La misère a achevé ce que la grossesse avait commencé, mais celle-ci est le point de départ des accidents. Il est à remarquer qu'ici elle n'a eu évidemment qu'une influence débilitante ; elle ne peut avoir eu aucune action spéciale sur la détermination du siége de la lésion, puisque c'est seulement quelques mois plus tard que la toux habituelle se manifesta. Notons l'état asphyxique en rapport avec l'étendue des lésions pulmonaires.

OBSERVATION XI.

Hérédité ; tempérament lymphatico-nerveux ; grossesse à 20 ans et demi ; fistule anale consécutive à l'accouchement ; opération ; amélioration ; début de la phthisie un an après l'accouchement, deux mois après l'opération ; phthisie au deuxième degré.

Julie S....., âgée de 22 ans, couturière, entre le 12 décembre 1865 à l'hôpital de la Charité, salle Saint-Vincent, n° 9, service de M. Monneret.

Maigre, d'un tempérament lymphatico-nerveux, d'un aspect chétif, mais d'une constitution assez résistante, cette femme a perdu sa mère poitrinaire. Jusqu'en décembre 1863, sa santé a toujours été bonne. Elle ne présente aucun antécédent scrofuleux ; pas d'engorgement ganglionnaire ; pas d'ophthalmie chronique ; pas d'abcès froid ; pas d'affection cutanée ; pas de douleurs rhumatismales ; pas d'accès ni de boule hystérique ; grande irritabilité de caractère. Jamais elle n'a été sujette à tousser et elle n'a point eu d'hémoptysie. Jusqu'à la fin de 1863, elle s'est trouvée dans de bonnes conditions hygiéniques. A cette époque, elle est devenue enceinte. Elle a vomi pendant les quatre ou cinq premiers mois de sa grossesse ; et pendant toute sa durée, elle a ressenti de vives douleurs abdominales et a beaucoup salivé. Elle a eu en même temps à supporter des chagrins et des privations. Elle est accouchée le 8 septembre 1864 ; ses couches ont été bonnes et pendant les neuf jours qui ont suivi, elle n'a éprouvé aucun accident. Puis elle a eu trois semaines d'affection fébrile mal caractérisée, sans douleur abdominale. A cette époque aussi, elle commença à souffrir en allant à la selle. Elle avait des tumeurs hémorrhoïdales volumineuses et à chaque garde-robe elle perdait du sang en abondance. Un peu plus tard, les pertes de sang s'accompagnèrent d'un écoulement purulent. Tous ses symptômes persistant, elle entra dans le courant de l'été 1865 à la Charité, où elle fut opérée en septembre dernier de tumeurs hémorroïdales et de fistule à l'anus. Depuis lors, la défécation est devenue moins douloureuse, la malade n'a plus perdu de sang, mais l'écoulement purulent continue. Elle a été prise, il y a trois semaines, sans cause connue, de toux avec douleur derrière le sternum et sous le sein gauche; gêne pour respirer, oppression considérable, inappétence, nausées, vomissements par la toux, pas de diarrhée, frissons et fièvre le soir, sueurs abondantes qui ont du reste été fréquentes de tout temps ; insomnie, amaigrissement très-notable; affaiblissement. Tels sont les symptômes que l'on constate à l'entrée à l'hôpital le 12 décembre 1865, et de plus on trouve de la matité dans les fosses sus-épineuses des deux côtés, du souffle à l'expiration dans les fosses sus et sous-épineuses des deux côtés avec des râles muqueux par moment et du retentissement de la voix au même niveau. Rien en avant. Rien au cœur. Pendant les trois semaines qui ont suivi l'entrée, l'état ne s'est pas modifié ; cependant la toux était un peu moins forte ; mais l'appétit ne revenait pas, la faiblesse persistait et les signes physiques étaient à peu près les mêmes. Au 1er janvier 1866, la malade était encore en traitement à la Charité.

L'action de la grossesse est peut-être ici assez difficile à constater, parce qu'elle se complique d'autres accidents qui, en faisant perdre à la malade, pendant quatorze mois, du sang et du pus en abondance, ont dû contribuer à l'affaiblir. De plus, cette jeune fille était prédisposée aux tubercules par son hérédité maternelle. En outre, pendant sa grossesse, elle a eu à souffrir des privations et des chagrins. Les causes sont donc multiples, et il est impossible de faire à chacune d'elles sa part. Cependant, si l'on considère que, jusqu'à la grossesse, la santé, malgré une constitution chétive, s'était toujours maintenue bonne ; que jamais la malade n'avait toussé; que la grossesse a été pénible, qu'elle s'est compliquée de troubles digestifs, vomissements et ptyalisme abondants, qui ont dû affaiblir la constitution, il nous semble qu'on ne peut refuser à la gestation une influence débilitante qui a concouru à mettre l'organisme, prédisposé du reste, en état d'imminence tuberculeuse.

OBSERVATION XII.

Lymphatisme; grossesse à 33 ans; phlegmon puerpéral du ligament large durant
deux ans; phthisie galopante consécutive; mort.

Marie-Jeanne M....., âgée de 35 ans, couturière, entre le 17 juillet 1865 à l'hôpital de la Charité, salle Sainte-Marthe, n° 16, service de M. Beau, remplacé par
M. Parrot.

D'un tempérament lymphatique, cette femme ne connaît dans sa famille
personne qui tousse. Repasseuse jusqu'à 19 ans, domestique de 19 à 33 ans, elle a
toujours eu un travail assez pénible. Mal nourrie jusqu'à 14 ans, elle l'a été convenablement ensuite; pas d'excès de veilles; chagrins depuis deux ans. Elle a eu
la rougeole à 4 ans; de la gourme pendant son enfance; pas d'engorgement ganglionnaire; pas d'ophthalmie chronique; pas d'abcès froid; coryzas fréquents;
pas d'attaque ni de boule hystérique; pas de fièvre typhoïde; une variole
durant cinq semaines à 19 ans; à la suite, une attaque de rhumatisme articulaire
aigu qui a duré six semaines, sans complication cardiaque; une nouvelle attaque
de rhumatisme articulaire aigu à 28 ans, qui, ainsi que la première, ne laissa ni
oppression, ni battements de cœur, ni douleur précordiale; à 29 ans, pendant
trois semaines, une toux sèche quinteuse comme une toux de coqueluche avec des
vomissements. La malade n'était pas d'ailleurs sujette à tousser. Aucun accident
vénérien. Réglée à 14 ans, elle a vu régulièrement sept à huit jours par mois jusqu'en 1863; les règles s'accompagnaient de douleurs abdominales qui ont disparu
en 1856, époque où cette femme est venue à Paris. Vers le milieu de janvier 1863,
elle est devenue enceinte. Pendant la première moitié de sa grossesse, elle a vomi
et a eu des douleurs épigastriques avec perte de l'appétit; pendant la seconde
moitié, les vomissements ayant cessé, l'appétit a reparu. Pas de ptyalisme. Elle est
accouchée à la Maternité le 15 octobre 1863. Ses couches ont été bonnes; mais le
lendemain, s'étant trouvée exposée à des courants d'air, elle a eu des frissons
violents, puis des douleurs d'abord dans la fosse iliaque gauche; ces douleurs
s'étant améliorées au bout de quinze jours environ, le côté droit s'est pris à son
tour : il y a eu de la péritonite (fièvre, vomissements, douleurs dans tout l'abdomen). L'état de la malade a été très-grave pendant deux mois et demi. Elle est
entrée alors à l'hôpital Cochin (22 janvier 1864) avec un phlegmon du ligament
large droit. Elle est restée à Cochin jusqu'au 18 janvier 1865 pour cette même
affection, qui, d'abord très-aiguë, était passée à l'état chronique et a persisté
ainsi jusqu'à la sortie; lorsqu'elle a quitté Cochin, on sentait encore une tumeur
douloureuse dans la fosse iliaque droite. Pendant tout le temps de son séjour à
l'hôpital, la femme M..... se trouvait dans un grand état de faiblesse. Son appétit
cependant était assez bon, elle mangeait deux portions, et durant cette année

1864, elle n'a présenté d'autre accident du côté de la poitrine qu'une bronchite de quinze jours. Les règles ont reparu un an après la couche (octobre 1864), mais, dès les premiers jours, une émotion les a arrêtées ; elles sont revenues le mois suivant assez abondantes pendant quatre ou cinq jours, sans provoquer d'exacerbation des douleurs abdominales. Depuis sa couche, la malade perdait en blanc. Lorsqu'elle est sortie de l'hôpital, elle avait repris un peu de force et d'embonpoint ; ses couleurs lui étaient revenues. Sa santé se maintint pendant la première moitié de l'année 1865 ; toutefois, l'hiver, elle toussa quelques jours. En avril, à la suite d'une émotion vive (mort de sa fille) et de marches forcées, elle cracha deux ou trois gorgées d'un sang mousseux, rouge noirâtre, sans effort de toux ni de vomissement. Jamais elle n'avait eu d'hémoptysie et il ne s'en est pas reproduit. De temps à autre, elle éprouvait des douleurs épigastriques, très-rarement des douleurs abdominales ; seulement elle avait toujours une tumeur sensible à la pression dans la fosse iliaque droite. Les règles se sont montrées régulièrement de janvier à juillet 1865 ; mais elles ont diminué de quantité et ont été très-pâles ; en juillet, elles n'ont duré qu'une journée : c'est la dernière fois qu'elles sont venues. Les pertes blanches ont cessé dans le courant de mai. Vers le milieu de juin, l'appétit, qui s'était maintenu depuis la sortie de Cochin, a disparu. Trois semaines après, le 8 juillet, à la suite d'une course, la malade se refroidit un instant. La nuit suivante, elle est prise d'un point dans le côté gauche. Le 9, toux forte, quinteuse. Le 10. frissons, inappétence. La nuit du 10 au 11, frissons violents, vomissements et toux incessante pendant plusieurs heures ; céphalalgie très-vive. Les jours suivants, la toux persiste, ainsi que le point de côté gauche qui ne fut très-pénible que deux ou trois jours ; peu d'expectoration ; pas d'hémoptysie ; pas de crachats rouillés ; inappétence ; quelques vomissements ; fièvre. La femme M..... entre à l'hôpital de la Charité le 17 juillet. Elle présente tous les signes physiques d'une pneumonie du sommet gauche : râles crépitants fins dans la moitié supérieure du poumon gauche en arrière ; souffle dans la fosse sus-épineuse et dans le sommet de la fosse sous-épineuse gauches ; bronchophonie. Toux quinteuse, fréquente surtout la nuit. Par la toux, douleur dans tout le côté gauche, avant et arrière ; décubitus sur le côté droit. La respiration n'est pas douloureuse ; il y a oppression, sensation de poids rétro-sternal. Crachats blancs, peu abondants, dont l'expulsion par la toux soulage ; pas de crachats rouillés ; pas d'hémoptysie, inappétence ; pas de nausées ; pas de vomissements ; soif ardente ; frissons irréguliers, peu intenses ; fièvre violente ; peau brûlante ; sueurs abondantes, diurnes et surtout nocturnes. Céphalalgie frontale vive ; in-somnie à cause de la toux. Faiblesse considérable. (Ipéca à dose vomitive ; vési-catoire dans le dos.) Au bout de trois ou quatre jours, le souffle du sommet gauche prend un timbre plus aigu et superficiel ; les râles persistent les mêmes dans la fosse sous-épineuse, la voix devient chevrotante dans la moitié supérieure du côté gauche du thorax. En même temps, dans la fosse sus-épineuse droite, on entend quelques râles humides à l'inspiration. Les autres symptômes n'ont pas changé. (Julep kermès, 0 gr. 30; par cuillerées et par heure; bouillons.) Les choses demeurèrent dans cet état environ une dizaine de jours; puis la toux diminua ainsi que la douleur du côté gauche, l'oppression et la fièvre. L'appétit reparut un peu, les signes physiques restant d'ailleurs les mêmes. Cette amélioration ne dura que deux jours; dans la nuit du troisième, la malade fut refroidie. Elle eut des frissons toute la nuit, et le lendemain la toux avait repris son intensité première; douleur plus vive dans le côté gauche; appétit complétement perdu, recrudescence de la fièvre et de la céphalalgie; douleurs abdominales sourdes, continues, partant de la tumeur phlegmoneuse du ligament large droit, plus vives à la partie supérieure de l'abdomem, avec coliques intestinales ; douleurs hypogastriques avec sensation de brûlure dans l'urèthre, lors de la miction. Mêmes signes physiques que plus haut. (Nouveau vésicatoire dans le dos; julep kermès.)Deux jours après cette rechute, trois ou quatre fois par jour, vomissements généralement bilieux venant le plus ordinairement après la toux. Quelques jours plus tard, apparition dans les pieds, les cous-de-pied, le bas des jambes, de douleurs sourdes, continues, non lancinantes, et qui ont persisté depuis avec le même degré d'intensité. L'exacerbation, survenue à la fin de juillet, continua jusque vers le 15 août. A cette époque, il y eut diminution de la toux, de la douleur de côté, de l'oppression et de l'expectoration, de la fièvre et de la céphalalgie. Seulement l'appétit ne reparaissait pas. La bouche était sèche, amère; la langue rouge, dépouillée de son épithélium; les vomissements persistaient; pas de diarrhée. Amaigrissement et affaiblissement extrêmes depuis l'entrée à l'hôpital; sueurs profuses, surtout la nuit.

Le 30 août, on constatait les signes physiques suivants. *A l'auscultation, en avant, à droite,* expiration terminée par des râles sous-crépitants dans les trois premiers espaces; *à gauche,* inspiration terminée par des râles sous-crépitants, expiration prolongée et soufflante sous la clavicule; pas de retentissement de la voix. *En arrière, à droite :* gros râles humides, aux deux temps dans le tiers supérieur; râles humides beaucoup plus rares dans le tiers moyen; rien d'anormal à la base; retentissement de la voix. *A gauche :* souffle caverneux à l'expiration, s'entendant dans la moitié supérieure du poumon, très-rude surtout dans la fosse sous-épineuse, à sa partie supérieure, où l'on entend de la pectoriloquie; râles humides à l'inspiration dans toute la hauteur; gargouillement dans la fosse sous-épineuse. Diminution de sonorité dans toute la hauteur en arrière, à gauche et sous les deux clavicules, ainsi que dans les fosses sus et sous-épineuses droites. Nulle part matité complète. Rien au cœur; volume du foie normal. Vers la fin d'août, un nouveau refroidissement amène une nouvelle exacerbation. Tous les symptômes vont en s'aggravant; la malade s'amaigrit et s'affaiblit de plus en plus. Enfin elle meurt vers le milieu de septembre. A *l'autopsie,* on trouva une vaste caverne tuberculeuse au sommet du poumon gauche, et dans le reste de la hauteur de l'infiltration tuberculeuse jaune en voie de ramollissement et d'élimination avec de nombreuses cavernes de petite dimension; à droite des tubercules ramollis étaient parsemés dans les lobes supérieur et moyen. Il y avait une collection purulente dans le ligament large droit.

La grossesse n'est point ici la seule condition qui ait produit les tubercules. Et, en effet, lorsque, après sa couche, la malade s'est trouvée exposée aux mêmes causes occasionnelles, qui plus tard feront éclater les symptômes pulmonaires, à savoir le refroidissement, ce n'est pas une affection tuberculeuse, mais une affection inflammatoire puerpérale qui a pris naissance. Ce n'est pas du côté du poumon, mais du côté de l'utérus et de ses annexes que sont apparus les accidents. Il a fallu, pour déterminer l'imminence de la phthisie, non-seulement la gestation, mais encore près d'un an et demi de maladie et d'hôpital et six mois d'une convalescence imparfaite qui a laissé un état de débilitation indiqué par le peu d'abondance des règles et la pâleur du sang menstruel.

Toutefois, si la grossesse n'est pas ici l'unique cause de la maladie pulmonaire, on ne peut cependant lui refuser toute influence. Jusque-là, cette femme s'était toujours trouvée dans d'assez bonnes conditions. Elle n'avait pas dans sa famille d'antécédents tuberculeux; elle n'avait pas non plus présenté de manifestation scrofuleuse accusée, pas de prédisposition aux affections thoraciques. Son régime hygiénique n'avait pas été trop défectueux; si elle avait eu à supporter des fatigues, elle avait du moins été toujours à peu près bien nourrie, n'avait souffert ni du froid ni des veilles prolongées. Enfin elle était allée jusqu'à trente et un an sans maladie. C'est la gestation qui a commencé à altérer sa santé, et elle a d'autant plus affaibli la constitution que, pendant quatre mois et demi, elle a troublé les fonctions digestives; du reste, c'est évidemment son action qui a imprimé à l'affection abdominale consécutive son caractère de gravité et de longueur. Nous sommes donc autorisé à la considérer, non pas comme la seule, mais comme l'une des deux grandes causes qui ont amené la phthisie. Nous ferons remarquer la toux et l'hémoptysie qui se sont montrées pendant l'hiver de 1865, el qui laissent douteuse la question de savoir s'il existait déjà des tubercules sans trouble apparent continu des fonctions respiratoires.

Ici s'arrête notre première série d'observations : elle comprend douze cas ; dans ces douze cas, la phthisie s'est déclarée consécutivement à une gestation, sept fois après la première grossesse, une fois après la troisième, deux fois après la quatrième, une fois après la cinquième, une fois après la huitième. Deux fois (obs. 1 et 7), d'autres grossesses sont venues ultérieurement compliquer la maladie pulmonaire. Nous reviendrons plus loin sur la question des grossesses multiples ; nous pouvons pour le moment la négliger. Nous avons, après chaque observation, cherché à établir l'action de la grossesse sur le développement du tubercule. Pour cela, nous avons comparé entre elles les différentes conditions au milieu desquelles s'était opéré ce développement ; nous avons montré que, si, dans la plupart des cas, bon nombre de ces conditions étaient favorables à l'évolution de la phthisie, il n'en avait pas moins fallu, pour que celle-ci apparût, l'intervention d'une ou de plusieurs grossesses. Jusque-là, malgré toutes les causes prédisposantes possibles, la santé se maintenait bonne : mais que la femme devînt enceinte, et l'on voyait immédiatement après l'accouchement éclater les premières manifestations de la maladie, ou bien s'établir un état de chloro-anémie, qui finalement aboutissait au tubercule, ou encore quelque autre affection qui, née de la puerpéralité et venant joindre son influence à celle de la grossesse, arrivait au même résultat. Nous en avons conclu que la gestation avait eu une grande part dans la production de l'état pulmonaire. Mais nous n'avons vu pendant la grossesse naître aucun phénomène thoracique, qu'on puisse lui attribuer directement. D'ordinaire, les symptômes signalés indiquaient de la chloro-anémie ; ce qui nous a permis d'affirmer que l'action de la gestation sur la phthisie avait été une action générale débilitante, s'exerçant sur tout l'organisme, et nullement une action respiratoire, pour ainsi dire, portant spécialement sur le poumon.

Il nous faut maintenant revenir sur l'examen comparatif des circonstances au milieu desquelles nous avons vu, jusqu'à présent, la phthisie prendre naissance, afin d'avoir une idée complète des causes qui ont secondé l'influence de la grossesse. Nous allons, dans ce but, passer en revue les différents antécédents présentés par les malades.

L'hérédité, celle du moins qui est accusée par la santé des parents, ne s'est trouvée bien nette que deux fois (obs. 2 et 11). Les malades, dont la mère était morte poitrinaire, étaient toutes deux lymphatiques, surtout celle de l'obs. 11. Elles n'avaient cependant eu ni l'une ni l'autre d'accident scrofuleux. Chez la première, la phthisie s'est déclarée à trente-neuf ans et demi, à la suite de huit grossesses et de privations de toute espèce; elle a suivi une marche assez lente, provoquant surtout très-peu de réaction organique. Chez la seconde, les premiers symptômes morbides ont apparu à vingt ans et demi, et la marche s'annonçait comme devant être rapide; il n'y avait eu de privations que pendant la grossesse. Deux fois encore une hérédité douteuse semble résulter (obs. 5) de l'apparition précoce chez un frère de manifestations scrofuleuses qui se rencontraient du reste aussi chez la malade, et (obs. 10) de la mort d'une sœur qui crachait du sang. La femme de l'obs. 5 présentait tous les signes de la scrofule : elle était maigre, toujours sujette à tousser, et avait eu pendant son enfance de la gourme et de l'engorgement ganglionnaire; la phthisie a débuté chez elle trois mois et demi après l'accouchement, et a parcouru toutes ses périodes en une année. La femme de l'obs. 10 était lymphatique, mais n'a rien offert de particulier au point de vue dont nous nous occupons. Il est enfin une malade chez laquelle nous avons pu constater l'hérédité, non plus par rapport aux ascendants ou aux collatéraux, mais par rapport aux enfants : c'est la femme de l'obs. 1 ; à cet égard, elle est d'autant plus intéressante que, sur six enfants qu'elle a eus, les trois premiers venus, alors que la mère n'avait encore présenté que des traces

légères de scrofule, ont été à peu près indemnes de tout phénomène de cette nature, tandis que les trois derniers, nés au milieu
d'accidents scrofulo-tuberculeux de plus en plus prononcés chez la
mère, ont offert, eux aussi, des signes de scrofule dès les premiers
temps de la vie. Sur les sept autres cas, une fois (obs. 9) aucun renseignement n'a pu être obtenu relativement à l'hérédité morbide,
et six fois elle a été complétement niée. On sait toutefois le peu de
valeur que l'on doit attacher aux données fournies par les malades
des hôpitaux sur ce point, surtout lorsqu'elles sont négatives.
Obscures et incertaines le plus souvent, lorsqu'il s'agit du père,
de la mère, des frères et des enfants, elles deviennent complétement nulles pour les autres parents, et l'on ne peut, dans tous les
cas, les accepter que sous toute réserve.

Mais il est un autre genre d'hérédité, indiqué par le tempérament, qui ne nous a jamais fait défaut. Dans les douze cas, nous
avons rencontré le tempérament lymphatique, six fois simple, uni
quatre fois (obs. 1, 6, 4, 3) au tempérament sanguin, et deux fois
(obs. 7 et 11) au tempérament nerveux.

La constitution ne nous a rien offert de particulier : notée faible
deux fois seulement (obs. 10 et 2), elle est donnée comme bonne
ou résistante dans tous les autres cas, sauf à l'obs. 8, où il n'en est
pas parlé.

L'âge auquel la phthisie a éclaté a beaucoup varié et nous a
paru présenter peu d'intérêt, d'autant plus qu'il dépendait toujours de l'âge auquel la femme était devenue enceinte. Nous
avons trouvé : dix-huit ans et demi, vingt ans et demi deux fois,
vingt-deux ans, vingt-deux ans et demi, vingt-cinq ans et demi,
vingt-huit ans, trente et un ans, trente-quatre ans et demi, trente-
sept ans et demi, trente-huit ans et demi, trente-neuf ans et demi.
Quant à l'âge de la grossesse, nous y reviendrons plus loin.

La menstruation, qui n'est indiquée que sept fois sur douze,
s'est montrée le plus souvent régulière jusqu'à l'époque de la
grossesse ou jusqu'au début de la phthisie. Cependant, chez la
malade de l'obs. 12, elle a disparu à l'âge de vingt-six ans, pour
ne plus reparaître qu'à trente-quatre ans, quelques mois avant la

manifestation des tubercules. Mais ici l'aménorrhée paraît tenir au séjour de Paris et à de nombreuses fatigues : la santé à cette époque était bonne encore. Nous n'avons pas eu de cas de phthisie déclarée postérieurement à la ménopause. De la leucorrhée a existé en dehors de la chloro-anémie prémonitoire provoquée par la grossesse chez trois malades (obs. 10, 7 et 8). Dans l'obs. 10, elle dure de trente à trente-sept ans, et paraît indiquer un état d'affaiblissement de cause inconnue qui a précédé de plusieurs années la grossesse, et qui a été entretenu par des fatigues et des privations. Dans l'obs. 7, elle débute à vingt-huit ans après la quatrième grossesse et cesse à trente ans après la cinquième couche ; en sorte que, si elle peut s'expliquer en partie par un état de débilitation se rattachant aux grossesses antérieures, aux fatigues et aux privations, peut-être aussi dépend-elle directement d'un état de l'utérus lié aux gestations répétées. Dans l'obs. 8, elle n'a pas non plus de signification précise : elle a commencé à dix-huit ans aux premiers rapports sexuels, et a disparu à vingt, deux ans avant que les accidents pulmonaires apparussent.

Les antécédents hygiéniques se présentent d'une manière plus nette, plus constante, et paraissent avoir eu sur la production de la phthisie une influence des plus prononcées. Trois fois seulement (obs. 4, 8 et 9), nous trouvons un régime convenable et auquel on ne peut attribuer aucune action fâcheuse sur la santé. Dans tous les autres cas, on constate, soit isolées, soit réunies, de mauvaises conditions hygiéniques. Huit fois sur douze l'alimentation a été insuffisante, et sur ces huit cas quatre fois elle l'a été à peu près de tout temps (obs. 1, 5, 6, 2), trois fois dans le courant de l'année ou des deux années qui ont précédé la phthisie (obs. 10, 3 et 11), et une fois pendant l'enfance seulement jusque l'âge de quatorze ans (obs. 12). Dans les quatre autres cas, l'alimentation est indiquée comme convenable. Huit fois les malades ont eu un travail dur et excessif depuis leur enfance ; une fois (obs. 11) seulement pendant la grossesse, à la suite de laquelle s'est déclarée la phthisie ; trois fois (obs. 4, 8, 9) les fatigues résultant du travail étaient modérées. Il est un autre genre d'excès que je trouve noté deux fois (obs. 1 et 5) et qui m'a paru fréquent chez la femme sur la santé de laquelle il exerce un effet des plus fâcheux : ce sont les veilles prolongées. Aux causes précédentes de débilitation, il faut joindre les mauvais traitements pendant l'enfance (obs. 5), les chagrins répétés, surtout peu de temps avant la phthisie (obs. 1, 10, 7, 2, 3), et spécialement depuis la grossesse (obs. 12). Enfin la profession a paru dans deux cas avoir eu une certaine part dans la production de l'affection pulmonaire, une fois (obs. 5) par les refroidissements fréquents auxquels elle exposait et par l'action du feu de charbon, une autre fois (obs. 7) en obligeant à un séjour constant au milieu d'une température très-élevée. La plupart de ces conditions fâcheuses se sont trouvées réunies de tout temps chez quatre malades (obs. 1, 5, 6, 2) ; chez trois autres, elles ont manqué complétement (obs. 4, 8, 9) ; une fois (obs. 11), on ne les rencontre que pendant la grossesse, qui a amené la tuberculisation ; trois fois (obs. 10, 3 et 12), s'il y avait eu à toute époque excès de travail, les privations n'avaient existé que peu de temps avant la phthisie. Chez la dernière malade (obs. 7), outre un travail dur et exposant à une température élevée, il y avait eu pendant cinq ans des chagrins répétés, mais qui avaient cessé depuis deux ans lors du commencement de la maladie. De toutes les causes prédisposantes qui ont favorisé l'action de la grossesse sur l'évolution tuberculeuse, les mauvaises conditions hygiéniques sont certainement celle que nous avons rencontrée la plus puissante de beaucoup et aussi la plus fréquente. Elles sont la règle, en effet, parmi la population ouvrière chez laquelle on les trouve au début de toutes les affections chroniques, spécialement au début de la phthisie pulmonaire ; et, si cette maladie est si souvent la conséquence de la grossesse, peut-être la raison en est-elle dans toutes ces privations, dans ces excès de toute sorte dont la femme a eu à souffrir. On ne saurait, du reste, préciser davantage la part d'influence qui leur revient dans les observations que nous avons rapportées. Les causes y sont si mêlées et si complexes qu'on ne peut faire abstraction de l'une d'elles pour lui attribuer tel ou tel phénomène à l'exclusion des autres. C'est par suite de cette complication étiologique qu'on voit souvent, au milieu de conditions semblables en apparence, se produire les effets les plus opposés, tandis que des causes qui paraissent différentes conduisent à des résultats identiques. Par exemple, si, dans trois observations où l'hygiène est le plus défectueuse (obs. 1, 5, 6) la phthisie suit une marche promptement mortelle ou tout au moins constamment croissante, nous constatons le même fait dans une autre observation (obs. 12) où cependant les privations n'existaient que depuis la grossesse; et, d'un autre côté, les quatre cas où le régime est le meilleur (obs. 4, 8, 9, 11) offrent une évolution à peu près aussi rapide que les précédents. Nous dirons cependant que, dans l'obs. 4, on constate au bout de cinq mois une amélioration notable.

Ce qui rend encore plus difficile cette détermination exacte du rôle de chacun des éléments étiologiques, c'est que leur influence s'exerce parfaitement sans que pourtant la santé des malades paraisse altérée jusqu'au jour où ils tombent tout à fait. Ainsi, dans notre première série d'observations, la santé n'est habituellement mauvaise qu'une seule fois (obs. 7) : la malade était sujette à des accès d'hystéro-épilepsie, à des battements de cœur, à de l'oppression. Si maintenant nous entrons dans le détail des antécédents pathologiques, nous trouvons six fois des manifestations diathésiques. Trois fois (obs. 5, 8, 12), il y a eu des signes de scrofule dès l'enfance, gourme, engorgement ganglionnaire. Dans un quatrième cas (obs. 10), ces signes étaient douteux et tardifs : impétigo, ophthalmies répétées chez une femme dont nous avons déjà parlé à propos de l'hérédité; sa sœur était morte hémoptysique. Dans l'obs. 1, la scrofule qui ne s'était pas manifestée jusqu'à la gestation, s'est progressivement développée, à mesure que le nombre des grossesses et des lactations augmentait. Dans l'obs. 7, nous constatons des attaques hystéro-épileptiques pendant cinq années. Enfin, dans l'obs. 12, outre les symptômes scrofuleux, il y avait eu également deux attaques de rhumatisme articulaire aigu. Du reste, ces différents accidents n'ont eu d'autre importance que leur signification diathésique; ils sont sans gravité pour la santé générale, ont apparu à une époque éloignée de la phthisie, et n'ont pu avoir sur l'organisme que peu de retentissement. Les affections fébriles proprement dites ne nous offrent pas beaucoup plus d'intérêt : elles n'ont été notées que trois fois, et l'on ne peut leur attribuer aucune influence sur la tuberculisation. On trouve dans le premier cas (obs. 12) une rougeole à quatre ans et une variole à dix-neuf ans chez une femme qui devient phthisique à trente-quatre ; dans le second (obs. 8), cinq mois de fièvre intermittente mal caractérisée à dix-neuf ans, trois ans avant l'apparition des tubercules ; dans le troisième (obs. 10), une fièvre typhoïde à quinze ans et des fièvres intermittentes de trente-six à trente-sept ans ; la malade, qui habitait alors un pays marécageux, n'est devenue poitrinaire qu'à trente-huit ans, et entre ces fièvres paludéennes et la phthisie, il s'est passé tout le temps de la gestation.

Nous ne parlerons pas en ce moment des affections qui, nées sous l'influence de la grossesse ou de la puerpéralité, ont rempli l'intervalle compris entre l'accouchement et les premiers symptômes thoraciques ; nous y reviendrons plus loin. Nous signalerons seulement quelques maladies qui ont pu être une cause d'affaiblissement par suite de l'état de malaise qu'elles entretenaient, mais auxquelles on ne saurait attribuer une large part dans la production de la phthisie ; par exemple (obs. 5), des érisipèles de la face répétés à plusieurs reprises de douze à quatorze ans, cinq ans avant l'affection pulmonaire ; et encore des palpitations cardiaques existant de tout temps (obs. 7) ou seulement depuis cinq ans (obs. 10). Les maladies des voies respiratoires nous arrêteront plus longtemps : elles se sont rencontrées dans six cas. Dans l'un (obs. 6), il est survenu une pleurésie droite à douze ans, huit ans et demi avant que la malade devînt tuberculeuse ; deux autres fois, une pleurésie gauche, quatre ans avant la phthisie, une fois à trente-trois ans (obs. 3) et une fois à quinze ans (obs. 9). Nous ne saurions déterminer, au bout d'un si long temps, et lorsqu'on n'a, pour affirmer leur existence, que le dire des malades, la valeur de ces trois pleurésies, au point de vue de la tuberculisation. Nous rappellerons seulement qu'elles ont guéri parfaitement toutes les trois, et n'ont laissé après elles ni douleur ni toux. Qu'elles aient été l'indice d'une susceptibilité fâcheuse du côté de la poitrine, nous ne le nions pas, mais rien n'autorise à l'affirmer. Ce qui a plus de gravité, ce sont les rhumes fréquents signalés dans l'obs. 5 ; ils coïncident avec bien d'autres éléments favorables au tubercule : hérédité, scrofules dès l'enfance, fatigues, privations, mauvais traitements, toutes causes puissantes de phthisie auxquelles cependant il a fallu, pour manifester leurs effets, l'intervention d'une grossesse suivie de plusieurs mois de chloro-anémie. Nous mentionnerons encore l'obs. 7, où il y a eu des angines fréquentes, une oppression habituelle avec battements de cœur, une affection thoracique indéterminée, ayant duré cinq mois à vingt-quatre ans, après la troisième couche, et enfin une bronchite au neuvième mois de la cinquième grossesse, six mois avant l'explosion de la phthisie. L'état nerveux hystéro-épileptique de cette femme suffit à expliquer les battements de cœur et l'oppression habituelle dont elle se plaignait. Cependant un trouble respiratoire aussi prolongé n'est peut-être pas sans danger pour le poumon, surtout chez une personne prédisposée. L'affection thoracique qui a suivi la troisième grossesse et la bronchite de la cinquième, n'ayant laissé après elles aucun signe morbide, rentrent dans les conditions des pleurésies dont nous parlions plus haut; ce que nous en disions leur est parfaitement applicable. Enfin, dans le dernier cas (obs. 12), nous avons constaté l'existence, un an avant le début de la tuberculisation, d'une première bronchite en 1864, d'une seconde pendant l'hiver de 1865, et d'une hémoptysie de trois jours à la suite d'une émotion violente en avril 1865. Seulement ces symptômes broncho-pulmonaires ne sont apparus que plusieurs mois après la grossesse, et peut-être déjà appartiennent-ils à la tuberculisation. En tout cas, ils ont une gravité sérieuse, moins par les conséquences qu'ils ont dû entraîner que par les dangers qu'ils semblent indiquer du côté du poumon.

L'examen que nous venons de faire des antécédents pathologiques antérieurs à la grossesse nous montre qu'ils ont dû exercer sur la production de la phthisie une influence médiocre, bien inférieure à celle des antécédents hygiéniques. Il n'en est plus de même des accidents qui ont accompagné la gestation, l'accouchement, les suites de couches et la lactation. Nous avons rencontré, dans le cours de la grossesse, cinq fois des troubles digestifs, une fois (obs. 9) de l'inappétence et quelques vomissements, une fois (obs. 12) des vomissements, et une autre fois (obs. 11) des vomissements et du ptyalisme pendant la première moitié. Dans les deux autres cas (obs. 1 et 7), où les grossesses ont été multiples, il y a eu à chacune d'elles des vomissements qui ont duré un temps variable, mais chaque fois de plus en plus long. Dans l'obs. 7, ils se sont compliqués de ptyalisme, et dans l'observation 1re d'inappétence, de douleurs lombo-abdominales dues à une affection chronique du système péri-utérin, et à la dernière grossesse d'une diarrhée incoercible. Chez ces deux malades, les troubles de la gestation ont eu évidemment une large part dans l'évolution tuberculeuse. Dans l'observation 1re surtout, on les voit, à mesure qu'ils se développent, amener de nouveaux phénomènes morbides ou accroître la gravité de ceux déjà existants. Mais ici encore les causes d'épuisement sont tellement complexes qu'il serait impossible de préciser ce qui revient à chacune d'elles. Dans les observations 9, 11 et 12, l'altération des fonctions digestives ne paraît pas avoir notablement modifié l'état général, ou du moins aucun fait nouveau ne vient révéler leur action. Dans un des cas que nous venons de mentionner (obs. 7), il a existé de la bronchite pendant toute la première moitié de la grossesse ; mais cette malade était sujette à s'enrhumer, et ce rhume né comme les autres à la suite d'un refroidissement, n'a pas eu plus de gravité qu'eux, à moins qu'on ne le considère comme une première manifestation tuberculeuse.

L'accouchement s'est toujours passé sans accident, mais il en a été autrement des suites de couches, et ici nous entendons parler des affections liées à l'état puerpéral, et nullement de la chloro-anémie que cet état et la grossesse antécédente avaient pu produire. Nous noterons deux abcès du sein : l'un (observ. 1re) à la suite de la troisième couche, l'autre (observ. 6). Dans le premier cas, l'action qui a pu être exercée par cette maladie intercurrente est effacée par d'autres causes de débilitation bien plus puissantes; dans le second, l'inflammation mammaire amène à sa suite un état chloro-anémique qui aboutit, trois mois plus tard, à une phthisie aiguë. Nous avons déjà signalé chez la première de ces deux malades l'existence, pendant toutes les grossesses, de douleurs lombo-abdominales très-vives, occasionnées par une tumeur du ligament large droit qu'on a constatée après la sixième gestation. Les mêmes douleurs ont existé à la suite de toutes ses couches; elles duraient des mois entiers, et ont été une cause puissante de fatigues, en même temps qu'elles troublaient les fonctions digestives, déjà profondément perturbées par la grossesse. Deux fois encore (obs. 11 et 12), nous avons constaté des affections liées à la puerpéralité, et qui paraissent avoir eu une influence considérable sur le développement de la phthisie. Dans l'observation 11, ce sont des tumeurs hémorrhoïdales qui se compliquent de fistule anale. Une opération amène une guérison incomplète, qui est bientôt suivie, une année après l'accouchement, de l'apparition des symptômes pulmonaires. Dans l'observation 12, une péritonite puerpérale entraîne à sa suite un phlegmon iliaque droit qui, après avoir nécessité un séjour de quinze mois à l'hôpital, persiste jusqu'à la mort, survenue deux ans après l'accouchement. Je crois que dans ces deux cas les pertes occasionnées par la maladie, par le régime et par le traitement, doivent être considérées comme ayant puissamment aidé à la tuberculisation.

Outre ces affections, à proprement parler, puerpérales, nous avons vu la grossesse déterminer sept fois un état de chloro-anémie qu'on pourrait appeler prémonitoire, caractérisé par de l'affaiblissement, de l'aménorrhée, des pertes blanches, de l'inappétence, et ayant conduit directement à la phthisie. Chez la femme de l'observation 1re, ces phénomènes anémiques se montrent dès la première gestation, et augmentent à chaque grossesse, à chaque lactation, pendant dix années consécutives qu'elle n'a cessé d'être enceinte ou nourrice au milieu des plus mauvaises conditions hygiéniques. La scrofule s'est manifestée chez elle la première fois qu'elle est devenue grosse, et à chaque nouvelle gestation les manifestations scrofuleuses reparaissent plus longues et plus graves; à la quatrième lactation, quinze mois après son quatrième accouchement, elle est prise d'une toux qui ne cesse plus qu'à la mort. Dans l'observation 5, il se déclare, à la suite de l'accouchement, de l'inappétence, de la leucorrhée et de la faiblesse, qui durent jusqu'à l'apparition de la phthisie, trois mois et demi plus tard. Dans l'observation 10, c'est aussi à partir de l'accouchement qu'on voit survenir de la leucorrhée, de l'aménorrhée et de la faiblesse, qui persistent toute une année, au bout de laquelle la malade commence à tousser. La malade de l'observation 6 a, douze jours après sa couche, un abcès du sein qui la laisse dans un état de chloro-anémie dont elle ne se relèvera pas; quatre mois plus tard, elle mourait de phthisie aiguë. L'observation 4 nous montre la faiblesse débutant avec la troisième grossesse, et immédiatement après l'accouchement l'affection tuberculeuse prend naissance. Dans l'observation 8, un affaiblissement semblable apparaît avec la troisième grossesse, persiste après l'accouchement, qui a lieu à six mois, augmente pendant une quatrième gestation, et c'est quatre mois après le quatrième accouchement qne la malade devient poitrinaire. Enfin (obs. 9) nous constatons des flueurs blanches et de l'affaiblissement pendant les huit mois qui s'écoulent entre la couche et les symptômes pulmonaires. Si aux 7 cas précédents nous joignons les deux longues maladies puerpérales des observations 11 et 12, sur 12 cas nous en trouvons 9 dans lesquels l'intervalle entre la grossesse et la phthisie est rempli par des phénomènes morbides essentiellement débilitants. C'est en nous basant sur ce fait que nous avons établi la nature purement affaiblissante de l'action exercée par la grossesse sur le développement du tubercule. Dans trois cas seulement (obs. 7, 2, 3), ces signes prémonitoires de débilitation ont fait défaut.

Nous voyons, d'après cela, que les complications morbides provoquées par la gestation ont puissamment secondé son influence sur l'organisme. La part qui leur revient, inférieure, il est vrai, à celle des antécédents héréditaires et hygiéniques, est telle cependant que l'on pourrait en quelque sorte ne tenir compte que de ces trois éléments, si l'on voulait, dans les observations précédentes, apprécier les différentes causes qui ont aidé la grossesse à produire la phthisie.

La marche de la maladie n'a rien présenté de particulier. L'intervalle qui a séparé le début des manifestations thoraciques du terme de la gestation a varié depuis quelques jours jusqu'à 21 mois. La tuberculisation a commencé trois fois immédiatement après la couche ; deux fois, 3 mois et demi ; une fois, 5 mois, 6 mois, 8 mois, 1 an, 14 mois, 15 mois, 21 mois après l'accouchement. A quoi tiennent ces différences ? C'est ce que nous ne saurions dire ; peut-être, pour les cas extrêmes de 14, 15 et 21 mois, en trouverait-on la raison dans l'intervention d'éléments prédisposants nouveaux qui ont amené l'explosion des accidents préparés par la grossesse : tels seraient, pour les 21 mois de l'observation 12, le phlegmon iliaque dont nous avons parlé ; dans l'observation 11, la fistule à l'anus, que nous avons vu durer 14 mois ; et enfin les 15 mois de lactation, qui, dans l'observation 1re, ont eu sur la santé générale des effets si fâcheux. Autrement il nous a été impossible de découvrir dans les antécédents une cause quelconque qui expliquât pourquoi la maladie a débuté immédiatement après la couche chez les unes et près de deux ans plus tard chez les autres. La cause occasionnelle de la phthisie n'a pu être constatée que trois fois (obs. 1, 5, 12), et dans les trois cas c'est un refroidissement qui a été le point de départ de l'affection thoracique. Celle-ci a commencé une fois par des hémoptysies (obs. 7) ; une autre fois (obs. 12), les premiers symptômes manifestes ont été ceux d'une pleuro-pneumonie tuberculeuse. Dans les dix autres cas, il y a eu d'abord de la toux et de l'amaigrissement. Les malades ont en général passé, comme d'habitude, par une série d'exacerbations et de rémissions dans la détermination desquelles la grossesse ne paraît avoir joué aucun rôle, excepté lorsque de nouvelles gestations sont venues ultérieurement compliquer l'état morbide. Cinq fois la maladie s'est terminée par la mort, qui est arrivée 2 ans et demi (obs. 1), 1 an (obs. 5), 5 ans (obs. 10), 4 mois (obs. 6), 2 mois (obs. 12), après le début des accidents. Une fois (obs. 4), il y a eu amélioration au bout de 5 mois. Une autre malade a demandé sa sortie 3 jours après l'entrée (obs. 7). Nous en avons laissé deux en traitement (obs. 2 et 11). Dans les trois derniers cas (obs. 3, 8 et 9), nos renseignements ne nous permettent d'indiquer ni le temps qu'a duré la maladie, ni la manière dont elle s'est terminée. La malade de l'observation 12, qui est morte en 2 mois, a succombé à une pleuro-pneumonie tuberculeuse; celle de l'observation 6 a été prise, après trois mois et demi de maladie, d'une phthisie aiguë qui s'est terminée en quinze jours.

Il nous reste maintenant à examiner l'action des grossesses multiples, des fausses couches et de la lactation. Cinq fois nous avons rencontré des grossesses multiples : six de 21 à 30 ans (obs. 1), trois de 21 à 26 ans (obs. 4), six de 20 à 32 ans (obs. 7), huit de 20 à 40 ans (obs. 2), quatre de 20 à 33 ans (obs. 8). Sur ces cinq cas, trois fois la phthisie s'est déclarée après le dernier accouchement (obs. 4, 2 et 8); une fois, dans le courant de la quatrième lactation (obs. 1), et une fois après la cinquième couche (obs. 7). La malade de l'observation 4 s'est sentie affaiblie tout le temps de sa dernière grossesse, et c'est immédiatement après l'accouchement que la phthisie s'est déclarée. Les deux premières gestations n'avaient nullement altéré la santé générale, et leur influence, si elles en ont eu, s'est exercée insensiblement en se confondant avec les autres causes de débilitation. Il en est de même dans l'observation 2, où la femme est devenue poitrinaire immédiatement après la huitième couche, sans que jusque-là elle ait éprouvé aucun symptôme morbide. La malade de l'observation 8 a ressenti pendant toute la troisième grossesse de l'affaiblissement qui a augmenté pendant la quatrième, et c'est six mois après sa quatrième couche que la phthisie est apparue; les deux

premières gestations avaient laissé la santé parfaitement intacte.
Les deux dernières grossesses de l'observation 1re et la dernière de
l'observation 7 sont postérieures au début de la tuberculisation.
Dans l'observation 1re, la toux a commencé au quinzième mois de
la quatrième lactation. Outre des douleurs lombo-abdominales
auxquelles elle était sujette depuis sa première gestation, la malade, pendant qu'elle nourrissait, a ressenti des douleurs à l'épigastre et entre les épaules ; elle a eu un engorgement ganglionnaire qui a suppuré ; elle a perdu complétement l'appétit à partir
du troisième mois qui a suivi l'accouchement ; enfin elle s'est
trouvée dans de très-mauvaises conditions hygiéniques. C'est
après quinze mois d'un semblable régime que la toux commença ;
la cinquième grossesse, qui fut extrêmement pénible, l'augmenta,
ainsi que l'oppression et l'affaiblissement ; il survint de la fièvre
le soir. L'accouchement n'amena aucune amélioration, sans cependant aggraver sensiblement l'état général. Une sixième grossesse, qui suivit la cinquième de très-près et qui se compliqua de
vomissements, de douleurs abdominales, d'une diarrhée incoercible et de fatigues de toute sorte, amena une nouvelle exacerbation des symptômes thoraciques, et c'est sept jours après l'accou-
ment que la mort arriva. Dans l'observation 7, il survint, cinq
mois après la cinquième couche, de la toux, de l'hémoptysie, des
douleurs thoraciques avec oppression et battements de cœur, et
en même temps perte de l'embonpoint et des forces. Trois ans plus
tard, une nouvelle grossesse, compliquée de vomissements et de
ptyalisme, augmenta tous ces symptômes, qui, d'intermittents
qu'ils étaient, devinrent continus. Au cinquième mois, il y eut une
exacerbation : l'accouchement amena une amélioration notable
pendant neuf jours ; mais, au dixième, tous les symptômes reparurent avec une nouvelle intensité, et, trois semaines après, la
malade entrait à l'hôpital dans une situation très-grave, avec une
phthisie au troisième degré. Elle demanda sa sortie au bout de
trois jours, en sorte que nous ne savons ce qu'est devenu son état.

Deux fois l'accouchement a été prématuré (obs. 3 et 8). Dans
l'observation 3 (primiparité), il se fit à cinq mois, et fut immédia-

ment suivi des symptômes de l'affection thoracique. Dans l'observation 8, sur 4 grossesses il y eut 2 fausses couches : l'une termina la deuxième gestation à quatre mois, l'autre, la troisième, à six mois. Aucun phénomène morbide ne se manifesta après la première ; la seconde fut suivie d'un affaiblissement qui se prolongea jusqu'au début de la phthisie six mois après la quatrième gestation. En résumé, les fausses couches ne paraissent avoir en rien modifié l'action de la grossesse sur la tuberculisation. N'ayant été compliquées d'aucun accident, elles ne semblent pas avoir produit d'effet fâcheux spécial ; car, si c'est immédiatement après l'avortement que deux fois les accidents morbides ont apparu, rien n'autorise à les attribuer à la fausse couche elle-même plutôt qu'à la grossesse qui l'avait précédée. D'autre part, celle-ci, quoique abrégée dans sa durée, a eu une influence aussi grave sur la santé générale.

Nous n'avons constaté qu'un cas de lactation (obs. 1re). La malade a nourri quatre fois de dix à vingt mois ; elle se trouvait, à tous égards, dans de très-mauvaises conditions hygiéniques et pathologiques, et ces lactations répétées sont venues ajouter de nouvelles fatigues aux causes de débilitation déjà existantes. Cependant la première a paru apporter quelque soulagement à l'état de souffrance qui résultait de la grossesse ; il en a été de même de la troisième, bien qu'elle se soit compliquée d'un abcès du sein ; mais la seconde et la quatrième ont été extrêmement pénibles, et c'est pendant cette dernière que la phthisie s'est déclarée. Nous sommes, du reste, déjà revenu si souvent sur cette malade que nous n'insisterons pas davantage ; disons seulement que la lactation a agi dans le même sens que la grossesse, c'est-à-dire en débilitant l'organisme, mais avec moins d'énergie. L'intensité de son action est d'ailleurs en rapport avec sa durée et avec les accidents qui peuvent la compliquer. Il y a bien encore un autre cas (obs. 6) où la femme a nourri. Si nous n'en avons pas parlé, c'est que la lactation n'a duré que douze jours ; elle a cependant eu une certaine importance, en ce sens qu'elle a provoqué un abcès du sein qui a été suivi de la chloro-anémie prémonitoire.

Nous venons d'examiner séparément chacune des conditions qui ont pu, dans notre première série d'observations, agir sur la pruduction du tubercule ; nous avons démontré que trois éléments surtout avaient favorisé l'influence de la gestation : l'hérédité, indiquée par la santé des parents, par le tempérament des malades et par les manifestations diathésiques, la mauvaise hygiène et les complications de la grossesse et de la puerpéralité. Il nous faut voir maintenant comment ces trois éléments se groupent dans les différents cas. L'hérédité, entendue comme nous venons de le dire, n'a jamais fait défaut ; les deux autres ordres de causes se sont combinés dans des proportions variables dont nous ne saurions donner une meilleure idée qu'en reproduisant le résumé suivant, où les observations sont disposées selon l'importance croissante qu'acquièrent les antécédents autres que la grossesse.

Obs. 4. Tempérament lymphatico-sanguin. Trois grossesses de vingt et un à vingt-six ans, sans complication ; chloro-anémie pendant la troisième ; début de la phthisie immédiatement après l'accouchement ; amélioration au bout de cinq mois.

Obs. 9. Tempérament lymphatique ; pleurésie gauche à quinze ans ; grossesse à vingt ans et demi, avec inappétence et quelques vomissements ; chloro-anémie après l'accouchement ; phthisie au bout de sept mois ; un mois plus tard, deuxième degré.

Obs. 8. Lymphatisme ; scrofule ; leucorrhée depuis dix-huit ans ; de vingt à vingt-quatre ans, deux accouchements et deux fausses couches ; affaiblissement à partir de la troisième grossesse ; phthisie six mois après le quatrième accouchement ; exacerbation au bout de six mois, puis au bout d'un an ; état stationnaire depuis trois mois.

Obs. 3. Tempérament lymphatico-sanguin ; travail toujours excessif ; à trente-trois ans, pleurésie gauche ; à trente-sept ans et demi, fausse couche de cinq mois ; chagrins depuis la grossesse ; phthisie immédiatement après l'accouchement ; état stationnaire pendant deux ans et demi ; mauvaise alimentation la dernière année.

Obs. 6. Tempérament lymphatico-sanguin ; mauvaise hygiène

de tout temps; pleurésie droite à douze ans; grossesse à vingt ans; lactation de douze jours; abcès du sein; consécutivement chloro-anémie; phthisie quatre mois après la couche; complication de phthisie aiguë au bout de trois mois et demi; mort en quinze jours.

Obs. 11. Mère poitrinaire; tempérament lymphatico-nerveux; grossesse à dix-huit ans et demi; privations et chagrins pendant sa durée; tumeurs hémorrhoïdales et fistule anale améliorée par une opération; consécutivement, phthisie quatorze mois après la couche; marche rapide.

Obs. 10. Lymphatisme; hérédité fraternelle; constitution faible; excès de travail; leucorrhée de trente à trente-sept ans; fièvres intermittentes de trente-six à trente-sept ans; palpitations cardiaques à trente-huit ans; grossesse à trente-huit ans; après l'accouchement, chloro-anémie; quelques mois plus tard, toux et oppression intermittentes; chagrins de trente-huit à quarante-trois ans; mauvaise nourriture de quarante et un à quarante-trois ans; continuité de la toux à partir de quarante-deux ans; mort à quarante-trois.

Obs. 5. Hérédité scrofuleuse; lymphatisme; scrofule; excès de travail, privations, réfroidissements, de tout temps; rhumes fréquents; grossesse à dix-sept ans et demi avec bronchite la première moitié; chloro-anémie après la couche; phthisie au bout de trois mois et demi; mort en un an.

Obs. 12. Lymphatisme; excès de travail de tout temps; privations jusqu'à quatorze ans; scrofule, rhumatisme; grossesse à trente-trois ans et demi, avec vomissements la première moitié; chagrins depuis la grossesse; phlegmon iliaque droit puerpéral pendant deux ans; dix-sept mois de séjour à l'hôpital; deux bronchites et une hémoptysie en huit mois; pleuro-pneumonie tuberculeuse, vingt-deux mois après l'accouchement; mort en deux mois.

Obs. 2. Mère poitrinaire; lymphatisme; de tout temps, mauvaise hygiène; huit grossesses en vingt ans; phthisie immédiatement après la huitième; troisième degré, six mois plus tard.

Obs. 7. Tempérament lymphatico-nerveux; santé chétive; excès de travail à une température élevée de tout temps; oppression et battements de cœur habituels ; trois grossesses avec vomissements de vingt à vingt-trois ans ; à vingt-quatre ans, affection thoracique de cinq mois ; chagrins de vingt-quatre à vingt-neuf ans ; hystéro-épilepsie de vingt-huit à trente-trois ans ; leucorrhée de vingt-huit à trente ans ; quatrième grossesse à vingt-sept ans, avec vomissements et ptyalisme ; cinquième grossesse à vingt-neuf ans, mêmes complications ; bronchite au neuvième mois ; cinq mois après, toux et hémoptysies intermittentes ; sixième grossesse à trente-trois ans, avec toux continue ; exacerbation de la phthisie au cinquième mois ; rémission après l'accouchement ; rechute dix jours plus tard.

Obs. 1. Réunion de toutes les conditions débilitantes : hérédité chez les enfants ; lymphatisme, mauvaise hygiène de tout temps ; accidents pathologiques très-multipliés ; six grossesses et quatre lactations en dix ans, avec les complications les plus graves ; scrofule, anémie, puis phthisie, allant en s'exacerbant à chaque grossesse, et se terminant par la mort, sept jours après la sixième couche.

Ce résumé fait bien comprendre, je crois, le rôle que la grossesse a eu dans la production de la phthisie ; et à côté d'elle, la part qui revient aux autres causes d'affaiblissement. Il prouve que, si ces causes ont le plus souvent agi conjointement avec la gestation, celle-ci a pourtant pu à elle seule (trois fois sur douze) déterminer l'évolution tuberculeuse, pourvu que le sujet fût prédisposé héréditairement.

<hr>

III

CAS DE PHTHISIE AYANT DÉBUTÉ PENDANT LA GROSSESSE.

La phthisie est apparue dans le courant de la grossesse chez sept malades, dont nous allons d'abord rapporter les observations, ainsi que nous l'avons fait pour la première série, en les disposant d'après l'époque plus ou moins éloignée du début de la gestation, où les premiers accidents thoraciques se sont manifestés. Nous discuterons ensuite les conditions de développement de la maladie dans ces différents cas.

OBSERVATION XIII.

Lymphatisme ; deux grossesses en dix ans ; chloro-anémie depuis le début de la seconde ; phthisie au quatrième mois ; légère amélioration après l'accouchement.

Adèle M....., âgée de 36 ans, cuisinière, entre, le 13 avril 1865, à l'hôpital de la Charité, salle Sainte-Eugénie, 1, service de M. Beau.

D'un tempérament lymphatique, cette femme est habituellement d'une bonne santé. Elle ne peut donner aucun renseignement sur ses antécédents héréditaires ; elle n'a point fait de maladie grave et n'a pas eu d'affection scrofuleuse. Elle n'a jamais été sujette à tousser : hygiène convenable. Devenue enceinte une première fois à 25 ans ; elle a eu une grossesse sans complication. Elle est accouchée à terme d'un enfant qu'elle n'a pas nourri. Sa santé est restée après sa première couche aussi bonne qu'auparavant.

Le 22 juillet 1864, elle redevient enceinte, et, dès le début de la gestation, son appétit se perd. Pas de vomissements, pas de ptyalisme ; amaigrissement et affaiblissement considérables. A partir du quatrième mois, la malade commença de tousser, et depuis la toux n'a pas cessé ; pas d'hémoptysie, pas d'oppression ; douleurs rétro-sternales, crachats muqueux : pas d'appétit, pas de fièvre. Les choses demeurèrent dans cet état jusqu'au mois d'avril 1865. Seulement, en janvier la toux devint nauséeuse, et dans les premiers jours d'avril il y eut des vomissements ; la malade entra à l'hôpital le 13 avril. Elle accoucha le 22 avril : ses couches furent bonnes. Après l'accouchement la toux persista, toujours sans oppression ; l'appétit ne revint pas, les vomissements cessèrent, pas de diarrhée ; pas de fièvre ; l'embonpoint et les forces ne reparurent que lentement ; les lochies coulèrent bien. *A la percussion* et *à l'auscultation*, on trouvait de la matité sous la clavicule et dans la fosse sus-épineuse gauches ; de l'expiration prolongée sous la clavicule gauche ; de l'expiration prolongée et soufflante, avec râles humides par la toux dans la fosse sus-épineuse gauche ; quelques râles sibilants au sommet de la fosse sous-épineuse du même côté. La malade sortit le 1er mai améliorée ; la toux était moins forte, mais les signes physiques n'avaient pas changé.

La grossesse a été dans cette observation la cause prédisposante principale de la phthisie. La malade n'avait ni antécédents héréditaires connus, ni antécédents personnels accusés. Elle avait toujours eu une bonne santé et n'avait jamais été sujette à tousser. Enceinte une première fois, elle ne paraissait en avoir aucunement souffert. Mais, dix ans plus tard, une seconde gestation amène la perte de l'appétit, de l'amaigrissement, de la faiblesse, et quatre mois après de la toux qui n'a plus cessé, a changé peu à peu de caractère, est devenue nauséeuse et enfin s'est accompagnée bientôt de tous les signes de la phthisie que l'on constatait lors de l'accouchement. La délivrance ne parut pas d'abord influencer la maladie thoracique; mais un repos de quelques jours produisit une amélioration qui persista jusqu'à la sortie. Ici la grossesse semble avoir agi primitivement sur les fonctions digestives en détruisant l'appétit. Elle produisit ainsi un état de maigreur et de faiblesse au milieu duquel la phthisie apparut. Il est à remarquer que l'accouchement, joint au repos, a amélioré la maladie.

OBSERVATION XIV.

Tempérament lymphatico-nerveux ; scrofule ; grossesse à 21 ans ; douleurs thoraciques à 23 ans. Seconde grossesse à 26 ans ; oppression dès le début ; phthisie au cinquième mois. Amélioration après l'accouchement.

Louise V. ..., âgée de 27 ans, couturière, entre, le 4 septembre 1865 , à l'hôpital de la Charité, salle Sainte-Marthe, n° 16, service de M. Beau, remplacé par M. Parrot.

Maigre, d'un tempérament lymphatico-nerveux, d'une constitution assez résistante, cette femme ne connaît personne dans sa famille qui ait présenté d'accidents scrofuleux ou tuberculeux. Elle a toujours été bien nourrie ; pas de fatigues excessives, pas de veilles prolongées, pas de chagrins. Elle a fait peu de maladies sérieuses ; pas de rhumes, pas de coryzas ; engorgement ganglionnaire sous-maxillaire vers 8 ou 9 ans ; pas de gourme ; pas d'ophthalmie chronique ; pas d'abcès froid ; pas de douleurs dans les jointures ; pas d'accidents vénériens ; pas d'hystérie ; fièvre typhoïde à 6 ans ; il y a deux ou trois ans, douleur dans le dos, sans toux. Réglée à 13 ans, la malade l'a toujours été très-régulièrement ; pas de pertes blanches en dehors des époques menstruelles ; elle a vu pour la dernière fois au commencement de novembre 1864. Elle a été enceinte une première fois il y a six ans et demi, et est accouchée au mois d'octobre 1859, à sept mois, d'un garçon qui est mort au bout de très-peu de temps. Sa grossesse fut bonne, ainsi que ses couches et suites de couches; elle revit six semaines après la délivrance. Redevenue enceinte en novembre 1861, elle a eu, dès le début de la gestation, la respiration courte. Dans le courant du cinquième mois (huit ou dix derniers jours de mars) elle fut prise, au milieu d'une santé parfaite, d'une toux peu fréquente, sans expectoration. Le 5 avril suivant, frissons, chaleur, sueurs, céphalalgie; toux beaucoup plus intense; oppression considérable sans douleur thoracique. La malade est obligée de s'aliter pendant environ quinze jours. La toux fut très-forte pendant six semaines, plus fréquente la nuit que le jour; expectoration abondante, crachats jaunes. Au commencement de mai, douleur dans le côté droit de la poitrine, en avant et en arrière, mais surtout en arrière, douleur continue s'exacerbant par la toux. Du 5 au 8 avril, oppression extrême qui diminua après une saignée, puis persista jusqu'à l'accouchement; perte de l'appétit pendant six semaines, à partir du 5 avril; pas de nausées, pas de vomissements, pas de diarrhée, pas de douleur abdominale. Céphalalgie les premiers jours qui suivent le 5 avril; insomnie pendant six semaines. Les frissons qui avaient été ressentis le 5 avril ont reparu les jours suivants; sueurs nocturnes peu abondantes; fièvre jusqu'au milieu de mai, très-forte du 5 au 20 avril. La femme V..... s'est relevée vers la fin d'avril, mais elle n'a pu sortir avant le milieu de juin. Cependant, vers le milieu de mai, tous les symptômes s'amendèrent. La toux diminua et cessa presque complétement le dernier mois de la grossesse (juillet). La respiration, toujours gênée par une sensation de poids derrière le sternum, devint plus facile; la douleur du côté droit de la poitrine fut enlevée par quatre vésicatoires, deux volants et deux permanents, que l'on appliqua dans le courant de mai et de juin; l'expectoration jaune, claire, limpide, fut moins abondante en juin et en juillet; pas d'hémoptysie. L'appétit revint, mais incomplétement; un peu de pesanteur et d'oppression après les repas; pas de nausées, pas de vomissements, pas de diarrhée; le sommeil n'a reparu qu'au commencement de juin; pas de céphalalgie. La fièvre disparut; les sueurs persistèrent, nocturnes, générales, peu abondantes. Les forces, qui étaient complétement tombées à partir du 5 avril, remontèrent peu à peu, et la malade put sortir vers le milieu de juin; à cette époque elle ressentit quelques douleurs dans les jointures et dans les membres. Naturellement maigre, elle maigrit encore pendant les six semaines du début. Les choses se passèrent ainsi jusqu'au 4 août, jour où cette femme accoucha heureusement, après un travail de deux heures et demie. Elle se leva trois jours après sa couche, et elle alla très-bien pendant huit jours. La toux avait cessé ainsi que l'oppression; pas d'expectoration; appétit; fonctions digestives normales; pas de fièvre, pas de céphalalgie; sommeil bon. Les forces n'étaient pas trop déprimées. Au bout de huit jours (12 août) il y eut une rechute; la toux recommença moins fréquente qu'en avril et en mai, non quinteuse, et a duré depuis quoiqu'en diminuant; cependant, ces deux derniers jours (5 septembre) elle a complétement cédé. La respiration est demeurée libre : crachats blancs, nauséeux, dont l'expulsion est très-difficile. L'appétit est devenu moins bon, les digestions lentes et pénibles; pas de vomissements, mais quelques nausées par la toux; de la fièvre : vers la fin d'août, frissons tous les soirs à quatre heures, pendant deux heures, puis chaleur et sueurs; pas de céphalalgie, sommeil conservé; perte des forces. Tel est à peu près l'état qu'on constate lors de l'entrée à l'hôpital : maigreur excessive, fièvre; pouls, 112, régulier, peu développé, assez faible, un peu roide; peau moite et chaude ; frissons le soir, sueurs la nuit; très-peu de toux; quelques crachats blancs; pas d'oppression; douleur dans le dos. Un peu d'appétit (une portion); digestions lentes, pas de vomissements; selles normales; pas de céphalalgie; sommeil conservé; pertes blanches depuis l'accouchement, aucun accident du côté de l'utérus; depuis deux jours, amygdalite droite, qui s'est fréquemment répétée tout l'hiver. A l'examen physique on trouve : *à la percussion, en avant*, un peu de diminution de sonorité, et surtout d'élasticité dans les deuxième et troisième espaces intercostaux droits, le long du sternum. Rien à gauche; *en arrière*, diminution de sonorité dans la fosse sus-épineuse, le long du rachis, et dans la fosse sous-épineuse droite; matité absolue au-dessous de la fosse sous-épineuse, jusqu'en bas. Rien à gauche. *A l'auscultation, en avant à droite*, respiration très-rude, avec expiration au moins égale à l'inspiration, soufflante le long du sternum, dans les deuxième, troisième et quatrième espaces; râles humides dans le troisième et le quatrième. Retentissement de la voix, *A gauche*, inspiration rude et expiration très-faible sous la clavicule, soufflante et assez rude à partir du troisième espace intercostal; pas de râles, pas de retentissement de la voix. *En arrière, à droite*, inspiration très-rude dans les fosses sus et sous-épineuses, beaucoup moins forte et comme voilée au-dessous ; expiration plus longue que l'inspiration dans les fosses sus et sous-épineuses; craquements par la toux dans la fosse sus-épineuse et au sommet de la fosse sous-épineuse. Retentissement intense et très-pénible de la toux au même niveau, avec retentissement de la voix; voix très-faible à la base, sans égophonie. *A gauche*, respiration rude aux deux temps, sans râles; expiration bien moins prolongée qu'à droite; beaucoup moins de faiblesse à la base qu'à droite. Pas de retentissement de la voix. Rien au cœur. Pas de souffle vasculaire du cou. Volume du foie normal. La malade a passé dans le service un mois, pendant lequel son état s'est amélioré; et lorsque, le 4 octobre, elle quitta la salle Sainte-Marthe, pour passer à Saint-Bazile, service de M. Pelletan, elle toussait à peine, avait de l'appétit, n'avait plus de fièvre; toujours des sueurs; les forces étaient revenues, les signes physiques restant du reste à peu près les mêmes.

La malade dont nous venons de rapporter l'histoire, lymphatique, maigre et chétive, mais d'une bonne santé, sans antécédents héréditaires bien accusés, avec un régime toujours convenable, devient enceinte deux fois en dix ans. La première grossesse ne porte aucune atteinte à l'état général, et dans l'intervalle qui la sépare de la seconde il n'apparaît aucune phénomène morbide, si ce n'est, au bout de sept ans, quelques douleurs dans le dos. Mais la seconde gestation amène dès le début une oppression continuelle, puis au cinquième mois une affection thoracique aiguë dont il serait difficile de préciser la natur. A-t-on eu affaire à des tubercules, à une bronchite ou à une pleurésie? Cette dernière hypothèse est la plus vraisemblable, à considérer les signes physiques qu'on constatait six mois plus tard. Il est possible qu'il y ait eu déjà alors des tubercules; mais, s'ils ont joué le rôle de cause occasionnelle, la lenteur de leur développement attestée par l'examen physique, fait après l'accouchement, ne permet pas de leur attribuer les symptômes aigus du début. Probablement il y a eu aussi de la bronchite que semble indiquer l'expectoration jaune abondante des premiers jours. Quoi qu'il en soit, après la période d'acuité, la toux persista jusqu'à la couche; puis il y eut une amélioration notable, et tout semblait terminé quand huit jours après survinrent de nouveaux accidents analogues aux premiers, quoique moins intenses, et trois semaines plus tard, lors de l'entrée, on trouvait les signes d'une phthisie au deuxième degré, avec très-peu de réaction organique. La grossesse paraît avoir exercé ici une double influence; d'abord, une influence débilitante qu'on ne saurait nier; car, en admettant une prédisposition résultant du tempérament et des manifestations scrofuleuses apparues à huit ans, elle avait été insuffisante pour amener à elle seule le développement du tubercule. Il a fallu plusieurs mois de gestation pour que la phthisie se montrât, provoquée peut-être par une affection thoracique aiguë qui en tout cas a dû hâter sa marche. Mais la grossesse semble avoir eu aussi un autre mode d'action spéciale, directe, sur les fonctions respiratoires qu'elle a seules troublées dès le début. Faut-il attribuer à cette action, qui s'est traduite par une oppression continuelle durant quatre mois, un rôle dans le développement de la maladie? Nous ne saurions l'affirmer, mais nous avons cru devoir noter le fait, d'autant plus que c'est la seule fois que nous l'ayons rencontré aussi nettement accusé.

OBSERVATION XV.

Hérédité probable, lymphatisme, mauvaise hygiène ; grossesse ; lactation de seize mois ; anémie consécutive ; fatigues ; deuxième grossesse ; dyspepsie ; phthisie au cinquième mois ; exacerbation huit jours après l'accouchement.

Hyacinthe M..., âgée de 25 ans, cuisinière, entre, le 13 août 1865, à l'hôpital de la Charité, salle Sainte-Marthe, n° 10, service de M. Beau, remplacé par M. Parrot.

Cette femme, d'un tempérament lymphatique, d'une constitution robuste et d'une bonne santé, n'a jamais fait de maladie grave jusqu'à l'âge de 21 ans. Jeune fille, elle était très-forte et pouvait porter sur ses épaules un sac de blé. Son père est mort à 55 ans d'une affection thoracique qui a duré cinq à six mois ; avait beaucoup d'oppression, une douleur dans le côté ; il était très-maigre ; la malade ignore s'il toussait. Sa mère est une femme forte et grosse, sujette à avoir des rhumatismes et des érysipèles. La malade a eu sept sœurs ou frères dont l'un est mort en bas âge, et un autre à 28 ans d'affection inconnue ; les cinq derniers sont bien portants. Jusqu'à 21 ans, elle a travaillé aux champs ; assez mal traitée et très-mal nourrie jusqu'à 14 ans, elle l'a été beaucoup mieux de 14 à 21 ans. Elle avait un travail fatigant et dormait peu ; mais au moins son alimentation était convenable. Pendant son enfance et sa jeunesse elle a beaucoup souffert du froid. Elle n'a jamais eu de gourme, pas d'engorgement ganglionnaire, pas d'ophthalmie chronique, pas d'abcès froid, quelques rhumes de temps à autre durant huit à quinze jours ; coryzas fréquents ; pas de douleurs rhumatismales ; pas d'attaque ni de boule hystérique ; pas de fièvre typhoïde ; pas de variole ; pas de fluxion de poitrine ; elle nie tout antécédent vénérien. Menstruation régulière à partir de 15 ans et demi ; parfois pertes blanches dans l'intervalle des époques. A 21 ans, la malade devint enceinte ; sa grossesse fut très-bonne ; elle n'eut ni vomissements ni ptyalisme. Elle vint faire ses couches à Paris, il y a quatre ans. Son accouchement se passa sans accident, mais il fut suivi de quinze jours de coliques vives avec frisson et fièvre. Une fois remise, elle se plaça comme nourrice pendant seize mois ; elle était très-mal nourrie, et cette lactation l'épuisa ; elle avait des tiraillements dans la poitrine, le dos et à l'épigastre ; des douleurs gastralgiques, des alternatives de diarrhée et de constipation, des flueurs blanches ; elle ne se rappelle pas avoir toussé. Elle s'est placée ensuite comme cuisinière dans une maison où elle est restée pendant trois ans et demi, fatiguée mais bien nourrie et ayant un temps convenable de sommeil. Elle eut ensuite pendant quatre mois un travail très-dur; c'est à cette époque qu'elle devint enceinte pour la seconde fois. Enfin depuis six mois, elle avait une alimentation tout à fait insuffisante lorsqu'elle est entrée à l'hôpital. Sa seconde grossesse fut très-bonne pendant la première partie. Cependant son appétit diminua notablement et devint capricieux. Elle n'eut ni vomissement ni ptyalisme; mais, vers le milieu du quatrième mois, elle commença à éprouver des tiraillements dans la poitrine, le ventre, les membres, et bientôt elle s'amaigrit et ses forces diminuèrent. Elle voyait en blanc depuis un an et demi. Elle était enceinte de cinq mois et demi environ lorsque, vers le milieu du juin, elle fut prise, à la suite d'un refroidissement, d'une toux très-fréquente surtout la nuit et qui alla en augmentant progressivement jusqu'à l'accouchement. En même temps, expectoration blanche abondante; diminution de l'appétit; pas de fièvre; sommeil de moins en moins bon. Dans le courant de juillet, à deux ou trois reprises, frissons avec claquements de dents, durant environ un quart d'heure, et à la suite chaleurs et sueurs prenant ordinairement l'après-midi ou le soir. Deux mois après le début de la toux, douleurs dans le côté gauche de la poitrine à la base, en avant, derrière le sternum et dans les fosses sus-épineuses; douleurs toujours provoquées par la toux. L'expectoration blanche le premier mois, devint jaune et très-abondante. Cependant la toux était de plus en plus fréquente; l'amaigrissement augmentait et chaque jour les forces diminuaient, sans toutefois que la malade fût obligée de garder le lit. Les choses demeurèrent dans cet état jusqu'au 13 août, époque où elle entra à l'hôpital et où elle accoucha quinze jours avant terme. Le travail fut facile et ne dura que cinq heures. Les huit jours qui suivirent la couche, tout alla bien. La toux était moins pénible, l'appétit meilleur, les douleurs qui existaient dans le ventre et les membres depuis le quatrième mois moins violentes; les lochies s'établirent bien, il n'y eut aucun accident abdominal, et la mère qui avait beaucoup de lait commença de nourrir. Mais, vers le neuvième jour, lorsqu'elle allait quitter l'hôpital pour aller au Vésinet, elle fut prise de frissons avec sueurs abondantes, toux beaucoup plus forte, douleur à l'épigastre, dans le dos; oppression et étouffements, crachats verdâtres nageant dans un liquide séreux; inappétence, coliques intestinales, constipation. En même temps on trouvait à l'auscultation des râles sibilants et ronflants dans toute la hauteur en arrière des deux côtés, sans qu'aucun autre signe physique vînt révéler la présence des tubercules. Les jours suivants, les symptômes augmentèrent encore d'intensité. La toux était forte et quinteuse, plus fréquente le jour que la nuit. Les douleurs qui avaient été ressenties avant la couche dans le côté gauche de la poitrine, persistèrent de plus en plus vives. Des douleurs semblables, mais moindres, apparurent du côté droit à la base et dans la fosse sus-épineuse. Oppression considérable que la toux et surtout l'expectoration soulageaient; crachats moins abondants qu'au début, verts et nauséeux; pas d'hémoptysie; appétit complétement perdu; digestions difficiles, s'accompagnant de pesanteur à l'épigastre avec augmentation de l'op-

pression; bouche amère, soif, pas de vomissement; constipation. Trois ou quatre
ois, frissons d'un quart d'heure environ suivis de chaleur et de sueurs abondantes. Toutes les après-midi, pendant trois ou quatre heures, les souffrances
sont plus vives, la fatigue plus considérable, les douleurs thoraciques et l'oppression plus intenses; il y a en même temps des douleurs lancinantes dans les
tempes et des douleurs dans les jointures. Insomnie; les lochies coulent toujours. La malade a cessé de nourrir à partir du neuvième jour. Elle a beaucoup
maigri et perdu ses forces au point de ne pouvoir plus se lever. Aux râles sibilants et ronflants qu'on entendait dans toute la poitrine en arrière le 23 août, se
sont bientôt mêlés des râles humides disséminés. Ensuite les râles humides se
sont localisés dans les fosses sus et sous-épineuses droites, les râles sibilants ont
disparu; et le 6 septembre quinze jours après le début des accidents, on constatait avec les symptômes que nous venons de décrire, l'état physique suivant : *à
la percussion en avant :* sonorité normale des deux côtés; *en arrière :* sonorité
moins nette dans la fosse sus-épineuse droite que dans la gauche. *A l'auscultation,
en avant à droite :* dans les quatre premiers espaces, inspiration suivie de gros râles
muqueux qui couvrent l'expiration; gargouillement; retentissement de la voix.
A gauche : craquements suivant l'inspiration, plus forts et plus nombreux dans les
deuxième, troisième, quatrième espaces que dans le premier, pas de retentissement de la voix. *En arrière, à droite :* par la toux souffle caverneux dans la fosse
sus-épineuse aux deux temps; gargouillement dans les fosses sus et sous-épineuses (moitié supérieure); au-dessous expiration égale à l'inspiration jusqu'à la
base; voix retentissante dans les fosses sus et sous-épineuses, soufflée dans
la sous-épineuse. *A gauche :* respiration faible dans la fosse sus-épineuse, pas de
râles, pas de retentissement de la voix.

Rien au cœur, pas de souffle vasculaire du cou ; volume du foie normal.
Pouls, 96. Douleurs intercostales, sus et sous-épineuses, plus vives à droite qu'à
gauche, existant spontanément, mais s'exacerbant par la pression, surtout au
niveau des troisième et quatrième espaces intercostaux. Les choses demeurèrent
à peu près dans la même situation tout le mois suivant; cependant l'état général
empirait: l'amaigrissement et la faiblesse augmentaient toujours, lorsque le
4 octobre, la malade fut obligée de quitter l'hôpital, la salle ayant été évacuée
pour le service des cholériques.

En résumé cette femme a toujours été d'une bonne santé jusqu'à
vingt et un ans; elle n'avait jamais fait de maladie grave et, malgré d'assez mauvaises conditions hygiéniques, elle était très-robuste. A vingt et un ans, il survient une première grossesse suivie
d'une lactation de seize mois et, quoique aucun accident n'ait accompagné la gestation et les couches, la malade tombe, sous

cette double influence, dans un état d'anémie caractérisé par des douleurs gastralgiques et de la leucorrhée. Cependant aucune manifestation tuberculeuse n'apparaît. Trois années de fatigues répétées ne suffisent pas non plus pour en provoquer. Il faut pour cela l'intervention d'une seconde grossesse compliquée dès le début de perte de l'appétit et par suite d'un amaigrissement notable. C'est dans ces conditions qu'un refroidissement fait naître au cinquième mois des accidents thoraciques à marche subaiguë, tubercules ou bronchite, qui durent jusqu'à l'accouchement. Après celui-ci tout paraît se calmer ; puis tout à coup il survient une bronchite aiguë généralisée qui imprime à l'affection première une marche plus rapide, et quinze jours après on trouve à droite les lésions de la phthisie au troisième degré et à gauche celles du commencement du second degré. A part l'hérédité, les seules causes prédisposantes sont des excès de fatigues et une nourriture par moments insuffisante ; mais surtout une première grossesse, plus spécialement encore seize mois de lactation, et une seconde grossesse qui suit la première de trois ans. La première gestation et la lactation anémient la maladie : à partir de ce moment, sa santé ne sera plus aussi bonne, elle se fatiguera plus vite, elle aura des flueurs blanches. La seconde grossesse enlève l'appétit, et met la constitution dans un état de débilitation tel qu'un refroidissement suffit pour déterminer la maladie ; celle-ci reçoit, après l'accouchement, une nouvelle impulsion d'une bronchite intercurrente et marche cette fois avec une rapidité très-grande. Il est à remarquer que toutes les causes prédisposantes non héréditaires agissent dans le même sens, en faisant dépenser à l'organisme plus qu'il ne peut réparer, la grossesse comme la mauvaise hygiène, la lactation comme l'inappétence ; c'est toujours un défaut d'équilibre entre les pertes et les ressources organiques, ce qu'on a appelé si justement la misère physiologique.

OBSERVATION XVI.

Hérédité ; scrofule ; cinq grossesses en huit ans ; affaiblissement pendant a troisième ;
début de la phthisie dans le courant de la cinquième.

Julienne C....., femme F., âgée de 33 ans, couturière, entre, le 6 juillet 1864, à
l'hôpital Cochin, salle Saint-Philippe, n° 7, service de M. Woillez.

Cette malade, qui a perdu son père poitrinaire, qui a une sœur toussant et
un frère scrofuleux, a eu, étant enfant, de l'engorgement ganglionnaire sous-
maxillaire et de l'ophthalmie chronique à plusieurs reprises. Elle n'a jamais
été sujette à tousser et n'a point eu d'hémoptysie. Elle s'est de tout temps
trouvée dans des conditions hygiéniques convenables. Réglée régulièrement,
mais peu abondamment, elle a toujours perdu en blanc. De 25 à 33 ans, elle a
eu cinq grossesses ; aucun accident n'est venu compliquer les quatre premières ;
pas de vomissements, pas de ptyalisme. Toutes les couches ont été bonnes ainsi
que les suites de couches. Toutefois, à partir du troisième accouchement, la
malade a ressenti un état de faiblesse qui a persisté depuis trois ans et demi.
Devenue enceinte pour la cinquième fois, en août 1863, elle s'est d'abord assez
bien portée ; puis en janvier et en février 1864, elle se mit à tousser ; la toux
cessa en mars pour reparaître en avril, et cesser de nouveau dans les derniers
jours de la grossesse. L'accouchement eut lieu le 3 mai ; le travail se passa heureusement. Mais immédiatement après, la toux reprit et a duré depuis, très-fréquente, pénible, avec douleurs thoraciques en avant et en arrière, respiration
courte, parfois des filets de sang dans les crachats ; expectoration abondante,
crachats panachés ; frissons les soirs, vers quatre heures ; sueurs la nuit ; battements de cœur ; peu d'appétit ; pas de vomissements ; pas de diarrhée. Affaiblissement progressif ; la maigreur, qui avait toujours existé, augmenta notablement. Cet état alla en s'aggravant petit à petit, jusqu'à l'entrée à l'hôpital.
Pendant cet intervalle de deux mois, la femme F... a éprouvé des douleurs dans
les jambes, qui l'ont forcée à garder le lit à plusieurs reprises, pendant dix à
quinze jours. Elle a peu de sommeil, des céphalalgies fréquentes avec tendance
aux vertiges. Lors de l'entrée, on constate *en avant*, *à gauche*, de la matité sous
la clavicule, avec du souffle à l'expiration et des râles humides dans les trois
premiers espaces ; *à droite*, rien d'anormal. *En arrière*, *à gauche*, du souffle
devenant caverneux par la toux dans la fosse sus-épineuse ; *à droite*, des râles
humides dans les fosses sus et sous-épineuses. Souffle très-rude au cœur, à la
base, au premier temps.

La malade qui vient de nous occuper était héréditairement prédisposée aux tubercules : elle avait elle-même des antécédents scrofuleux, mais sa santé s'était toujours maintenue bonne, et notamment elle n'avait jamais eu d'affection thoracique. D'autre part, elle n'avait été soumise à aucune cause hygiénique active de débilitation. Dans ces conditions, elle a cinq grossesses, bonnes du reste, dans l'espace de huit ans. Les deux premières ne portent aucune atteinte à la santé ; mais la troisième laisse après elle une faiblesse qui ne disparaîtra pas.; trois ans après, la cinquième grossesse se complique à deux reprises d'accidents thoraciques, probablement tuberculeux ; et immédiatement après l'accouchement, ces accidents reparaissent pour ne plus cesser : ils vont en augmentant progressivement et deux mois plus tard on constate une phthisie au troisième degré. Cet ensemble de faits nous paraît démontrer l'action des grossesses répétées, et la nature de cette action est indiquée par l'affaiblissement qui dure depuis la troisième gestation jusqu'à l'explosion de la maladie pulmonaire.

OBSERVATION XVII.

Tempérament lymphatico-nerveux ; santé chétive ; rhumes fréquents ; grossesse à 29 ans et demi ; phthisie au sixième mois ; exacerbation après l'accouchement.

Louise R....., femme R....., âgée de 31 ans, entre, le 25 février 1863, à l'hôpita Saint-Antoine, salle Sainte-Marguerite, 41, service de M. Woillez.

D'un tempérament lymphatico-nerveux, maigre et pâle, cette femme a toujours été d'une santé chétive, mais cependant d'une constitution résistante. Elle a eu, étant jeune fille, une fièvre typhoïde qui a duré trois mois ; elle a ressenti à plusieurs reprises des douleurs rhumatismales dans l'épaule droite, et depuis longtemps elle a de violentes palpitations de cœur. De tout temps, elle a été sujette à s'enrhumer; hygiène convenable. Elle est devenue enceinte au commencement d'octobre 1861 ; elle ne toussait pas à cette époque; sa grossesse a d'abord été très-bonne : pas de vomissements ni de ptyalisme ; mais la malade. naturellement nerveuse, était d'une irritabilité extrême. Au mois de mars 1862, c'est-à-dire vers le sixième mois de la grossesse, elle fut prise de toux et de gêne de la respiration, symptômes qui, depuis, ont persisté. Au huitième mois, elle fut frappée d'une hémiplégie droite qui s'est dissipée assez rapidement. Elle accoucha à terme le 1er juillet 1862. Ses couches furent bonnes ainsi que ses suites de couches; seulement la toux et l'oppression continuèrent avec une expectoration muco-purulente abondante, sans hémoptysie; fièvre le soir; sueurs la nuit; peu d'appétit; quelques nausées par la toux, et un peu plus tard, en décembre 1862, diarrhée, amaigrissement et affaiblissement toujours croissants. Jusqu'au 13 février 1863, la femme R.. .. qui, avant d'être enceinte, était bien réglée, ne revit plus. Le 13 février, elle eut une perte considérable. A la suite de cette métrorrhagie, la toux devint très-fréquente, la respiration extrêmement gênée, les crachats jaunes, plus abondants; l'appétit se perdit complétement; il y eut des vomissements: la diarrhée augmenta; fièvre; battements de cœur; les forces tombèrent tout à fait, et lors de l'entrée à l'hôpital, dix jours plus tard, on constatait, outre les symptômes précédents, les signes physiques suivants: souffle très-intense avec râles humides, voix retentissante et soufflée dans les quatre premiers espaces sous la clavicule droite, matité et gargouillement dans les fosses sus et sous-épineuses droites, pectoriloquie; à gauche, expiration prolongée et soufflante avec craquements par la toux dans la fosse sus-épineuse et au sommet de la sous-épineuse. Souffle au premier bruit du cœur avec deux maximum, l'un à la base, l'autre à la pointe; pas d'œdème. Maigreur excessive; pâleur de la face, injection des pommettes.

La femme dont nous venons de rapporter l'histoire paraît avoir été de tout temps prédisposée à la phthisie; et quoique nous ignorions ses antécédents héréditaires, sa santé toujours chétive, les rhumes fréquents auxquels elle était sujette indiquent une organisation favorable aux tubercules. Mais il faut remarquer que ceux-ci ne se sont montrés que lorsque la malade est devenue enceinte. C'est seulement après cinq mois de grossesse qu'ont apparu les premiers symptômes thoraciques, et, à partir de cette époque, ils n'ont plus cessé. L'accouchement a été le point de départ d'une recrudescence ou tout au moins les accidents n'ont-ils pas diminué d'intensité. Une exacerbation plus grave fut provoquée huit mois plus tard par une métrorrhagie, et c'est alors que l'on constata l'existence au sommet du poumon droit d'une caverne tuberculeuse et au sommet du poumon gauche de tubercules en voie de ramollissement. L'action de la grossesse nous semble prouvée par ce fait que la tuberculisation a commencé pendant sa durée chez un sujet qui, bien que prédisposé, avait jusque-là résisté, et cela sans qu'aucune autre cause nouvelle soit venue s'ajouter à celles déjà existantes.

OBSERVATION XVIII.

Hérédité ; lymphatisme, mauvaise hygiène de 17 à 20 ans ; grossesse à 20 ans ; phthisie au septième mois ; exacerbation après l'accouchement ; mort en un an.

Marie-Anne G....., âgée de 21 ans, modiste, entre à l'hôpital de la Charité, salle Saint-Bazile, 13, service de M. Pelletan, le 1ᵉʳ septembre 1865.

D'un tempérament lymphatique, cette femme, qui a les cils et les sourcils très-longs, les cheveux châtains, de grands yeux bruns, un teint d'une pâleur mate, les dents jaunes, petites et crénelées, a toujours été d'une constitution forte et résistante et d'une bonne santé jusqu'à 20 ans. Son père est mort à 33 ans, hydropique, après trois ans de maladie, sans tousser ; sa mère a de l'embonpoint, ne tousse pas, n'a jamais craché de sang, mais est sujette à avoir de la blépharite ciliaire. Un de ses frères, âgé de 23 ans, tousse depuis quatre ans, a craché du sang en abondance, a eu de l'engorgement ganglionnaire sous-maxillaire. Elle a perdu plusieurs frères en bas âge : elle ne connaît du reste pas d'autres antécédents scrofuleux ou tuberculeux dans sa famille. Pendant son enfance, elle a eu une alimentation convenable et a été bien traitée ; à 17 ans, elle est entrée en apprentissage ; à partir de cette époque, elle a été mal nourrie, travaillant beaucoup, souffrant du froid, passant très-souvent des nuits sans dormir ; venue à Paris en septembre 1864, elle y a encore plus souffert ; elle a eu un travail excessif, de nombreuses veilles, une nourriture tout à fait insuffisante, des marches forcées matin et soir, en un mot toutes les conditions hygiéniques les plus mauvaises. Jamais elle n'a eu d'ophthalmie chronique ; vers 6 ans, engorgement ganglionnaire sous-maxillaire durant cinq à six mois ; à la même époque, impétigo du cuir chevelu ; pas d'abcès froids ; pas de coryzas ; jamais de rhumes ; pas d'angines ; pas de rhumatisme ; pas de névralgie ; pas d'attaque ni de boule hystérique ; pas d'accidents vénériens, pas de fièvre typhoïde ; pas de fièvre éruptive. Réglée à 16 ans, une seule fois, elle le fut de nouveau à 17 et depuis régulièrement. Pas de pertes blanches. Vers le milieu de mars 1864, elle devint enceinte. Elle était alors en apprentissage à Lyon et soumise à un régime très-défectueux. Malgré cela, sa grossesse fut exempte de toute complication, pas de ptyalisme ; un seul vomissement au début. Ses couches et ses suites de couches furent bonnes ; elle ne nourrit pas. Jusqu'au septième mois de la gestation, elle s'est bien portée ; toutefois naturellement pâle, elle avait encore pâli depuis qu'elle était enceinte. Son appétit s'était maintenu et elle était dans son état habituel, quand, vers la fin du septième mois, au commencement d'octobre 1864, à la suite d'un refroidissement survenu pendant une nuit de veille, elle fut prise d'une toux qui depuis n'a pas cessé. Cette toux n'a pas été très-fréquente les deux premiers mois jusqu'à l'accouchement, et durant ce temps, l'état général ne changea pas. Pas d'oppression, pas de douleur thoracique, pas d'expectoration abondante. Appétit conservé, fonctions digestives intactes ; pas de fièvre, pas d'amaigrissement ni de perte notable des forces. L'accouchement eut lieu le 14 décembre 1864 ; à partir de cette époque, la maladie a tout à coup augmenté ; la toux surtout a été plus fréquente et plus intense ; du reste l'état général se modifia peu, l'appétit persistant et les forces ne cédant pas. Vers la fin de mars 1865, il y eut une nouvelle exacerbation à la suite d'un refroidissement contracté pendant la nuit. La toux fut presque incessante, surtout par les temps humides, orageux, très-chauds ou très-froids. Elle était provoquée par une sensation de poids derrière le sternum ; des points douloureux apparurent, non pas constamment, mais souvent, d'abord dans l'épaule droite, puis dans la gauche, puis dans le dos, puis sous le sein gauche. Ces douleurs étaient augmentées par la toux, mais non par les efforts respiratoires. Pas d'oppression ; pas de respiration courte ; expectoration abondante. Les crachats, qui depuis le début avaient été salivaires, visqueux, blancs, écumeux, sont devenus jaunes. Les fonctions digestives se maintinrent ; appétit ; pas de dyspepsie ; pas de vomissements ; deux ou trois selles liquides par jour ; cette diarrhée existait depuis la couche. Pas de fièvre ; pas de céphalalgie ; insomnie. C'est dans le mois d'avril que la toux a été le plus violente ; elle prenait par quintes de dix minutes à un quart d'heure, avec sensation déchirante dans la poitrine. Pas d'amaigrissement notable, jamais du reste il n'y avait eu d'embonpoint. Diminution des forces. En juin, hémoptysies : tous les sept ou huit jours, trois ou quatre crachats sanglants à la suite de quintes de toux. En juillet, la femme G..... est entrée à l'hôpital de la Pitié dans le service de M. Empis.

Les huit premiers jours qu'elle passa à l'hôpital, elle parut aller mieux ; mais au bout de ce temps et pendant les trois dernières semaines de son séjour elle est retombée dans le même état qu'auparavant. Les crachements de sang ont même été plus abondants à la suite de fumigations d'iode ; elle a eu pendant vingt et un jours environ des vomissements alimentaires venant une demi-heure après les repas, à la suite d'efforts de toux.

En sortant de la Pitié, elle est restée chez elle six ou sept jours ; mais son état empirant, elle s'est décidée à rentrer à la Charité, le 1er septembre 1865, salle Saint-Bazile, n° 13. C'est là que nous l'avons examinée le 20 septembre. La toux était toujours aussi forte qu'en avril. Elle s'accompagnait des mêmes douleurs thoraciques. Depuis un mois environ, il y avait de l'oppression continuelle, mais plus forte les soirs de cinq à sept heures. Depuis le milieu d'août, l'expectoration était de nouveau blanche et visqueuse, la voix était affaiblie, mais elle n'était pas voilée ; elle se fatiguait vite. L'appétit était assez bon (deux portions) ; soif intense ; après les repas, ni douleur ni gonflement épigastriques, ni oppression ; pas de vomissements, à moins qu'ils ne fussent provoqués par quelque contrariété ou par une alimentation indigeste ; pas de douleur abdominale ; diarrhée ; deux ou trois selles liquides par jour, non sanglantes. Pas de frissons, pas de chaleur, pas de sueurs; pas de malaise plus prononcé à aucune heure de la journée; battements de cœur; pas d'œdème des jambes. Pas de céphalalgie; à peu près pas de sommeil à cause de la toux; maigreur extrême; perte complète des forces. Les règles ont reparu un seul jour depuis la couche, le 10 janvier 1865; pertes blanches depuis la délivrance. Il n'y a eu, du reste, aucun accident puerpéral.

A l'examen physique, on constatait les signes suivants : *A la percussion :* matité dans la fosse sus-épineuse droite et dans le premier espace intercostal droit en avant. *A l'auscultation, en avant, à droite :* expiration prolongée aux deux temps, un peu soufflante, retentissement des bruits du cœur; parfois quelques craquements sous la clavicule; pas de retentissement de la voix; *à gauche :* expiration prolongée dans les trois premiers espaces intercostaux; pas de retentissement de la voix. *En arrière :* expiration prolongée avec souffle léger aux deux temps dans les deux fosses sus-épineuses. Retentissement de la voix dans les fosses sus et sous-épineuses des deux côtés; respiration rude partout. Il paraîtrait qu'à la Pitié on aurait trouvé aux deux sommets des craquements nombreux qui avaient disparu lors de la sortie. Volume du foie normal: rien au cœur; pouls, 120, petit, régulier, assez fort, résistant.

Je dois à l'obligeance de mon excellent ami et collègue, le Dr Brière, interne du service, les renseignements suivants sur les principaux faits qui se passèrent postérieurement à mon examen. Les symptômes que nous venons de décrire restèrent à peu près les mêmes jusqu'à la fin d'octobre; mais il y eut à ce moment une recrudescence bien marquée. La toux était incessante; une oppression continuelle maintenait toujours la malade en état d'orthopnée; elle rejetait chaque jour une demi-cuvette de crachats blancs visqueux; elle avait complétement perdu l'appétit; elle vomissait du reste tout ce qu'elle prenait et avait de la diarrhée. Elle ne dormait plus du tout et était tombée dans un état d'émaciation et de faiblesse extrêmes. Le pouls variait entre 112 et 120. Il y avait une aphonie presque complète. On entendait, des deux côtés et dans toute la hauteur, des craquements nombreux qui allaient en diminuant du sommet à la base; et dans le tiers supérieur également des deux côtés, il y avait un souffle presque amphorique mêlé aux craquements et qui paraissait coïncider avec un envahissement total des sommets par des tubercules ramollis. Ces signes, du reste, n'étaient pas constants. La mort est arrivée le 13 novembre 1865.

L'observation précédente nous fournit un exemple très-net du mode d'influence qu'a la grossesse sur le développement de la phthisie pulmonaire. Cette influence, c'est celle de tous les agents débilitants; elle s'exerce dans tous les cas où une femme devient enceinte ; mais heureusement elle ne produit pas toujours la tuberculisation ; il faut pour cela que le sujet y soit prédisposé, soit héréditairement, soit par ses antécédents physiologiques, hygiéniques ou pathologiques ; antécédents qui ont la plupart pour effet d'affaiblir la constitution. Nous voyons dans ce cas une femme ayant une hérédité scrofulo-tuberculeuse, douteuse chez sa mère, certaine chez un de ses frères. Cette femme lymphatique, mais dont la constitution est douée d'une grande force, est à l'âge de dix-sept ans soumise pendant trois années consécutives à toutes les causes possibles de débilitation organique, mauvaise alimentation, excès de travail, excès de veilles, froid prolongé ; et pourtant elle résiste à tout, sans que sa santé paraisse atteinte en aucune façon. Elle devient enceinte, et quoique sa grossesse soit aussi bonne que possible, qu'elle ne manifeste son action que par une augmentation de la pâleur habituelle du visage, qu'elle ne trouble pas même les fonctions digestives, sous son influence et pendant sa durée, la malade tombe dans un état tel qu'un refroidissement amène ce que des causes semblables bien souvent répétées n'avaient pu produire les trois années précédentes, à savoir, une bronchite de nature douteuse, simple ou tuberculeuse, mais qui en tout cas ne cédera plus et aboutira à une phthisie pulmonaire dont les signes seront constatés d'une façon certaine six mois après l'accouchement et qui tuera la malade en une année. Il est à remarquer que l'accouchement a été le point de départ d'une exacerbation des symptômes thoraciques.

[OBSERVATION XIX.

Lymphatisme ; travail excessif ; trois grossesses consécutives ; affaiblissement après la seconde ; phthisie au neuvième mois de la troisième.

Joséphine L... ., femme V....., âgée de 21 ans, blanchisseuse, entre le 2 mars 1863 à l'hôpital Saint-Antoine, salle Sainte-Marguerite, n° 37.

D'un tempérament lymphatique, cette femme ne se connaît aucun antécédent héréditaire. Elle est d'une forte constitution et n'a pas fait de maladie. Convenablement nourrie, elle a eu beaucoup de fatigues par excès de travail, et de plus, son état l'expose à de fréquents refroidissements. Elle ne présente aucun anté-cédent diathésique bien accusé ; pas d'engorgement ganglionnaire ; pas d'oph-thalmie chronique ; pas d'abcès froid: pas d'affection cutanée ; pas de rhuma-tisme ; pas d'attaque ni de boule hystérique; elle n'a jamais été sujette à tousser. Réglée pour la première fois à 15 ans, elle l'a toujours été régulièrement, sans pertes blanches.

A 17 ans et 3 mois, elle a eu une première grossesse qui ne s'est compliquée d'aucun accident; elle est accouchée à terme d'un enfant qui a actuellement 3 ans et s'est toujours bien porté. Sa santé ne s'est en rien ressentie de la ges-tation ni de l'accouchement. Trois mois après, elle fut de nouveau enceinte: pas de complication les premiers mois ; mais au cinquième, elle fit une fausse couche après une perte de deux heures.

A partir de cette époque, elle éprouva une faiblesse inaccoutumée, sans tousser du reste. En octobre 1861, elle devint grosse pour la troisième fois; pas de vomissement, pas de ptyalisme; aucun accident. L'accouchement se fit à terme, l'enfant mourut au bout de quatorze jours. La mère, après sa couche, fut atteinte d'une affection abdominale qui la retint au lit un mois et demi. La fai-blesse dont elle souffrait depuis sa seconde couche s'accrut pendant sa troisième grossesse Un mois avant le terme de celle-ci (juin 1862), elle commença à tousser, et depuis, cette toux n'a pas cessé. Elle a augmenté en septembre 1862, c'est-à-dire deux mois après la délivrance, jusqu'en janvier 1863. Une nouvelle exacer-bation survint à la fin de février; et c'est alors que la femme L..... se décida à entrer à l'hôpital où l'on constate l'état suivant, le 2 mars 1863 : toux quinteuse, très fréquente surtout la nuit ; expectoration abondante, muco-purulente; quelques hémoptysies peu considérables ayant débuté en janvier dernier. Douleur à la base du thorax et derrière le sternum ; frissons le matin, fièvre l'après-midi; sueurs profuses ; pouls fréquent; peau fraîche; peu d'appétit; vo-missements le matin par la toux ; pas de diarrhée ; amaigrissement et affaiblisse-ment considérables ; palpitations cardiaques. Son plus aigu, *à la percussion*, sous la clavicule droite. *A l'auscultation, en avant, à droite :* souffles et râles avec reten-tissement de la voix, au niveau des trois premiers espaces intercostaux; *à gauche,* un peu de rudesse de la respiration; *en arrière, à droite :* souffle caverneux, râles humides et pectoriloquie dans les fosses sus et sous-épineuses; retentisse-ment éclatant de la toux au même niveau ; *à gauche :* souffle caverneux avec quelques râles humides par la toux dans la fosse sus-épineuse. Voix retentissante et soufflée. Rien au cœur.

Nous ne trouvons dans l'observation précédente, en dehors du tempérament et de la grossesse, aucune cause de phthisie bien accusée; pas d'hérédité, pas d'antécédents scrofuleux, pas de rhumes fréquents; alimentation convenable. La seule condition mauvaise que l'on rencontre, c'est un travail excessif, fatigant et exposant à des refroidissements fréquents. Puis il survient trois grossesses en moins de trois ans, toutes trois sans complications. La première n'altère en rien la santé; la seconde laisse après l'accouchement, qui a lieu à cinq mois, un état de faiblesse marquée; la troisième augmente d'abord cet affaiblissement, puis amène au neuvième mois les premières manifestations tuberculeuses; et cela sans qu'aucun élément nouveau pouvant porter atteinte à l'organisme soit intervenu depuis la première gestation. Trois mois et demi plus tard on constatait l'existence d'une phthisie au troisième degré. L'accouchement n'avait d'ailleurs en rien modifié l'état des choses. Cette succession de faits nous semble prouver la réalité et la nature de l'action exercée par la grossesse qui, avant de développer le tubercule, a commencé par débiliter la constitution, en se répétant à intervalles très-rapprochés.

Dans les sept observations précédentes, nous voyons la phthisie éclater pendant la gestation. Jusque-là les malades, quelles que soient d'ailleurs les conditions dans lesquelles elles se trouvent, ont une santé à peu près intacte, ou du moins ne présentent aucun signe de tuberculisation; mais, sous l'influence de la grossesse, celle-ci se développe d'ordinaire après une période plus ou moins longue de chloro-anémie. C'est en nous basant sur ce double fait que nous avons conclu, comme pour les observations de notre première série, que la grossesse avait eu une grande part dans la production de la phthisie, et de plus que son action avait été débilitante, générale et portant sur tout l'organisme. En outre, dans un cas (obs. 14), elle nous a paru avoir pu exercer un effet spécial sur le poumon, en déterminant des troubles de la fonction respiratoire, troubles qui, chez un sujet prédisposé d'ailleurs, devaient entretenir du côté des organes thoraciques une excitation dangereuse.

Une étude détaillée des antécédents que nous avons rencontrés dans chaque observation nous fera mieux saisir le rôle qu'a eu la gestation dans le développement de la tuberculisation. Celle-ci est apparue dans le courant de la première grossesse deux fois (obs. 18 et 17), de la seconde trois fois (obs. 15, 13 et 14), de la troisième et de la cinquième une fois (obs. 19 et 16).

Les antécédents héréditaires proprement dits nous sont demeurés inconnus deux fois (obs. 17 et 13); deux autres fois obs. 19 et 14), ils ont été complétement négatifs; trois fois enfin (obs. 18, 15 et 16), nous avons trouvé une hérédité scrofulo-tuberculeuse. Dans l'obs. 15, elle se compliquait d'une hérédité rhumatismale : le père était mort poitrinaire, et la mère était rhumatisante. La femme de l'obs. 16 avait un frère scrofuleux, une sœur toussant toujours, et elle avait perdu son père phthisique. Celle de l'obs. 18 avait un frère tuberculeux, et sa mère présentait des signes de scrofule. Dans ces cas du reste, l'hérédité semblait avoir retenti assez énergiquement sur l'état général. L'une de ces trois malades. (obs. 15) était très-lymphatique, quoique d'une constitution robuste, d'une bonne santé et n'ayant jamais eu de manifestation scrofuleuse. Les deux autres étaient lymphatiques et scrofuleuses dès l'enfance, et de plus celle de l'obs. 16 était maigre et chétive. Il serait impossible de préciser davantage la part que la santé des parents a pu avoir dans l'évolution tuberculeuse. Disons seulement que, dans les quelques cas que nous venons de mentionner, elle paraît incontestable.

Dans une observation (obs. 16), le tempérament n'est pas indiqué; dans les six autres nous avons rencontré le tempérament lymphatique, quatre fois simple (obs. 18, 15, 19, 13), deux fois uni au tempérament nerveux (obs. 17 et 14). Dans l'obs. 18, il existait en même temps des accidents scrofuleux et une hérédité de même nature; la marche de la maladie a paru se ressentir de cette double influence. L'élément nerveux prédominait dans l'ob. 17, et au contraire l'élément lymphatique dans l'obs. 14, où la malade avait eu, dès l'âge de 8 ans, de l'engorgement ganglionnaire. Dans les six cas où elle est notée, la constitution était bonne et résistante (obs. 18, 15, 19, 17, 16, 14). Trois fois (obs. 17, 16 et 14), les malades étaient maigres, pâles et chétives, mais supportaient bien la fatigue et les causes de debilitation.

La phthisie a débuté aux âges suivants : 20 ans (obs. 18), 20 ans 3 mois (obs. 19), 24 ans et demi (obs. 15), 26 ans et demi (obs. 14), 30 ans (obs. 17), 32 ans et demi (obs. 16), 35 ans et demi (obs. 13). Ces chiffres sont du reste sans importance : ils dépendent complétement de l'époque de la grossesse.

Mentionnée cinq fois seulement (obs. 18, 15, 19, 16, 14), la menstruation a toujours été régulière. Deux fois il y a eu de la leucorrhée à partir de l'établissement des règles. Dans l'un de ces deux cas (obs. 15), elle avait augmenté depuis deux ans lors de l'entrée à l'hôpital. Cette exacerbation, qui ne s'accompagnait d'aucune douleur utérine, paraissait tenir à un état de faiblesse résultant d'une lactation prolongée au milieu de très-mauvaises conditions. Dans l'autre cas (obs. 16), les flueurs blanches étaient venues sans cause connue.

Les conditions hygiéniques sont en général meilleures dans cette seconde série d'observations que dans la première : elles ne sont insuffisantes que dans trois cas. Une fois (obs. 19) nous trouvons un travail dur et forcé, et de fréquents refroidissements. Une autre fois (obs. 15), l'alimentation a été mauvaise jusqu'à 14 ans d'abord, puis à 22 ans pendant une lactation très-pénible de seize mois. La même malade avait eu à supporter de 14 à 21 ans des excès de travail et de veilles. Enfin la femme de l'obs. 18 est soumise pendant les trois années qui précèdent la phthisie, de 17 à 21 ans, à un régime détestable, à peine nourrie, travaillant extrêmement, obligée à des fatigues de marche, à des veilles répétées et exposée à un froid prolongé. Dans ces deux derniers cas, dans le dernier surtout, l'hygiène a eu une influence évidente sur la tuberculisation ; et il suffit de lire l'obs. 18 pour demeurer convaincu que les forces organiques devaient être singulièrement épuisées déjà lorsque la grossesse est venue joindre son action aux autres causes débilitantes.

Bonne chez cinq malades (obs. 18, 15, 19, 13, 14), la santé ha-

bituelle n'est pas indiquée (obs. 16). Elle est mauvaise dans le septième cas chez la femme de l'obs. 17 qui, lymphatico-nerveuse,
maigre et chétive, est sujette à des rhumes fréquents, à des
palpitations cardiaques et à une irritabilité nerveuse très-prononcée. Dans trois cas (obs. 18. 16, 14), il existe des manifestations
scrofuleuses : c'est (obs. 14) de l'engorgement ganglionnaire à
l'âge de 8 ans; (obs. 18) de l'engorgement ganglionnaire vers
6 ans et plus tard de l'impétigo du cuir chevelu chez une lymphatique, fille de scrofuleuse et sœur de tuberculeux; et enfin (obs. 16)
de l'engorgement ganglionnaire pendant l'enfance et de l'ophthalmie chronique coïncidant avec une hérédité également scrofulo-tuberculeuse. Tous ces accidents du reste n'ont d'intérêt que
par les tendances organiques qu'ils révèlent; ils n'ont pas eux-
mêmes de gravité. Sans pouvoir préciser ici la part qui revient à
la scrofule dans le développement de la tuberculisation, nous
dirons cependant qu'elle paraît avoir influencé la marche de la
maladie, spécialement dans les obs. 18 et 14. Nous ferons remarquer encore que, si l'on tient compte de la santé des parents, du
tempérament et des manifestations diathésiques, c'est-à-dire de
tout ce qui indique l'hérédité, celle-ci ne fait défaut dans aucun
des sept cas de la seconde série.

Les affections fébriles sont sans importance. Nous n'avons noté
qu'un cas de fièvre typhoïde (obs. 17) bien antérieur à la phthisie.
La même malade avait été sujette de tout temps à des battements
de cœur, et parfois elle éprouvait des douleurs rhumatoïdes dans
l'épaule droite. Il y avait un bruit de souffle cardiaque avec deux
maximums, l'un à la base, l'autre à la pointe. Nous trouvons encore dans cette observation une grande tendance aux rhumes, tendance qui existait également chez la femme de l'obs. 15. Celle-ci
était de plus sujette aux coryzas et aux laryngites, et elle avait eu,
à la suite d'une première grossesse, pendant qu'elle nourrissait,
une affection de nature douteuse, caractérisée par des douleurs
dans la poitrine et à l'épigastre, par des alternatives de diarrhée
et de constipation et par de la leucorrhée. Tous ces symptômes qui
tenaient à la lactation et à la mauvaise hygiène, disparurent dès

que la femme cessa de nourrir et suivit un meilleur régime. Nous signalerons encore (obs. 14) des douleurs dorsales qui survinrent à vingt-trois ans, durèrent quelque temps, puis cédèrent sans avoir exercé aucune action sur la santé générale.

Ainsi, prédisposition héréditaire chez toutes les malades et mauvaise hygiène dans la moitié seulement des cas, tels sont les deux faits qui ressortent de l'étude des antécédents examinés au point de vue de l'étiologie tuberculeuse. Ici encore les complications de la grossesse interviennent pour seconder son action. Nous rencontrons d'abord ces phénomènes chloro-anémiques que nous avons appelés prémonitoires. Douteux dans un seul cas, ils sont des plus marqués dans les six autres. Deux fois (obs. 15 et 13), c'est de l'inappétence, de l'amaigrissement et de l'affaiblissement qui commencent avec la gestation et se prolongent jusqu'à la manifestation de la phthisie. La malade de l'obs. 15 en était à sa seconde grossesse ; la première avait été très-bien supportée et n'avait laissé aucune trace. Une autre fois (obs. 18), c'est une altération et une pâleur de la face qui apparaissent dès que la femme devient enceinte. Dans deux cas (obs. 19 et 16), il existait depuis une grossesse antérieure un état de faiblesse qui augmente pendant la dernière gestation. Chez la malade de l'obs. 19, il se montre après la seconde grossesse, qui pourtant s'était passée sans accident et s'était terminée par un avortement à cinq mois ; il se prononce davantage à la troisième, une année environ après la seconde couche. La femme de l'obs. 16 devient anémique après son troisième accouchement, et elle passe ainsi les trois années suivantes jusqu'à l'explosion de la phthisie dans le cours de la cinquième grossesse. Enfin, dans l'obs. 14, on constate dès le début de la gestation une gêne pour respirer qui ne cessera plus. Nous nous sommes demandé si cette oppression ne résultait pas d'une action spéciale de la grossesse sur le poumon, et si en se prolongeant elle n'avait pas joué un certain rôle dans la détermination du siége du tubercule. Sans pouvoir résoudre la question, nous devions cependant la poser ; car peut-être ce fait est-il l'indice d'un mode particulier d'influence de la gestation sur le développement de la phthisie. La seule malade qui n'ait pas présenté de phénomènes chloro-anémiques bien nets (obs. 17), a cependant éprouvé, à partir du moment où elle est devenue enceinte, un ensemble d'accidents nerveux (irritabilité excessive, hémiplégie temporaire, etc.), auxquels elle était sujette du reste, mais dont la gravité inaccoutumée semble indiquer aussi l'intervention d'une cause débilitante. Dans aucun cas, il n'y a eu ni vomissement, ni ptyalisme.

L'accouchement s'est toujours bien passé. Nous verrons plus loin en quoi il a pu modifier l'évolution ｜tuberculeuse. Les suites de couches ont aussi toutes été bonnes, et nous n'avons eu à constater aucun accident puerpéral proprement dit ; seulement dans l'obs. 17, il y eut, lors du retour de couches, sept mois et demi après l'accouchement, une métrorrhagie abondante qui fut le signal d'une exacerbation des symptômes pulmonaires.

Ceux-ci ont apparu à une époque variable de la grossesse : au quatrième mois (obs. 13), au cinquième mois (obs. 15, 16, 14), au sixième mois (obs. 17), au septième mois (obs. 18), au neuvième mois (obs. 19). Nous n'avons pu trouver la cause de ces différences ni dans les antécédents des malades, ni dans les symptômes prémonitoires dont nous avons parlé. Ainsi, la femme de l'obs. 19, qui est prise seulement au neuvième mois, était enceinte pour la troisième fois, et se sentait très-affaiblie depuis la couche antérieure ; la femme de l'obs. 18, qui tombe malade au septième mois, avait traversé depuis trois ans les plus mauvaises conditions hygiéniques. Au contraire, celle de l'obs. 13, qui est devenue phthisique au quatrième mois, en était à sa seconde grossesse, il est vrai ; mais elle n'avait pas souffert de la première ; et de plus elle avait toujours eu un régime convenable. Il y a là une complication de causes et d'effets dont le rapport nous échappe complétement.

Dans trois cas (obs. 17, 13, 16), il n'est pas fait mention des causes accidentelles qui ont pu provoquer la phthisie. Deux fois (obs. 19 et 14) elles sont demeurées inconnues. Deux fois, enfin, nous avons pu constater l'action du refroidissement. Une seule fois la phthisie débuta par un état aigu du poumon, probablement une pleurésie droite (obs. 14). Dans tous les autres cas, la maladie suivit d'emblée une marche chronique. Dans l'obs. 16, la malade, enceinte de cinq mois, fut prise d'une toux qui cessa, pour reparaître au sixième, puis au huitième mois, et persista depuis. L'affection suivit en général une marche par exacerbations et rémissions dont le plus souvent il serait bien difficile de déterminer les causes. Il en est cependant une dont nous devons rechercher l'action : je veux parler de l'accouchement. Deux fois (obs. 19 et 17), l'état est resté à peu près stationnaire après la couche ; cependant dans l'obs. 17, il y aurait eu plutôt tendance à une aggravation des symptômes ; dans l'obs. 19, il y a eu aussi une exacerbation, mais seulement deux mois plus tard. Une fois (obs. 13), l'accouchement a amené une amélioration qui a persisté. Deux autres fois (obs. 15 et 14) l'amélioration n'a duré que huit jours, au bout desquels il est survenu une exacerbation produite (obs. 15) par une bronchite aiguë généralisée. Deux fois enfin l'exacerbation a commencé immédiatement après la couche. La durée de la maladie a beaucoup varié. Dans trois cas (obs. 19, 17, 16), nous manquons de renseignements à cet égard, ainsi que sur la manière dont elle s'est terminée. La malade de l'obs. 19, lorsqu'elle est entrée à l'hôpital, toussait depuis neuf mois, et il y en avait huit qu'elle était accouchée ; il était survenu une première exacerbation deux mois après la couche, et une seconde cinq mois plus tard. On constata les signes d'une phthisie au troisième degré. Dans l'obs. 17, lors de l'entrée, il y avait un an que la maladie durait, huit mois que l'accouchement avait eu lieu ; l'état des choses n'avait pas notablement changé après la couche, et c'est seulement sept mois plus tard qu'il y avait eu une exacerbation bien prononcée. Un mois après, on trouvait une phthisie au troisième degré. Dans l'obs. 16, la tuberculisation avait débuté huit mois avant l'entrée qui avait suivi de trois mois l'accouchement ; celui-ci avait été le point de départ d'une aggravation des symptômes qui durait encore. Deux fois il y a eu de l'amélioration (obs. 13 et 14). Dans le premier cas (obs. 13), elle s'est montrée dès l'accouchement, cinq mois après le début de l'affection, et elle a persisté.

Dans le second cas (obs. 14), elle ne s'est manifestée durable que six mois après les premiers symptômes, deux mois après l'accouchement, qui avait amené une amélioration suivie de rechute au bout de huit jours. Une fois (obs. 15), la malade a quitté l'hôpital dans un état très-grave, cinq mois après le commencement de la phthisie, un mois et demi après l'accouchement. Cette fois encore celui-ci avait produit une amélioration suivie huit jours après d'une bronchite aiguë généralisée, puis d'une recrudescence qui n'a fait que s'aggraver depuis. Enfin, dans le dernier cas (obs. 18), la malade est morte quatorze mois après le début de la maladie, onze mois après l'accouchement. Il y avait eu immédiatement après la couche une première exacerbation, une seconde plus grave trois mois et demi plus tard et une troisième cinq mois ensuite. Cette dernière persista jusqu'à la mort qui survint deux mois après.

Les cas de multiparité ont prédominé de beaucoup dans cette seconde série d'observations. Nous en avons rencontré cinq (obs. 15, 19, 13, 16, 14). Les cinq fois, c'est dans le courant de la dernière gestation que la phthisie s'est déclarée. La malade de l'obs. 15 a été enceinte deux fois, à 21 et à 24 ans : la première grossesse a été bonne, mais elle a été suivie d'une lactation de seize mois au milieu de très-mauvaises conditions hygiéniques. Cette lactation détermina des phénomènes de chloro-anémie qui cessèrent avec elle. La santé de la malade était complétement remise quand commença la seconde gestation. Dans l'obs. 13, il y a eu deux grossesses, une à 25 ans sans complication et sans action sur la santé générale, l'autre à 35 ans. Il y a eu également deux grossessse dans l'obs. 14 : l'une, à 21 ans, se termina par un accouchement prématuré à sept mois, la santé n'en fut point altérée; l'autre, à 26 ans, se compliqua dès le début de gêne de la respiration. Dans l'obs. 19, on constate trois grossesses, à 17 ans et 3 mois, à 18 ans et 3 mois et à 19 ans et demi. La première, menée à terme, se passa sans accident, et ne laissa aucune suite ; la deuxième, terminée à cinq mois par une fausse couche, fut bonne aussi ; mais après l'accouchement, la malade éprouva un état de débilitation qui ne la quitta plus et augmenta lors de la troisième gestation. Enfin, dans l'obs. 16, nous trouvons cinq grossesses, toutes menées à terme et toutes bonnes. C'est à partir de la troisième couche que la malade a commencé à se sentir plus faible, et cet affaiblissement alla en croissant jusqu'au début de la phthisie au cinquième mois de la cinquième grossesse. En un mot, trois fois ce fut seulement à la dernière gestation que les malades éprouvèrent les premiers symptômes morbides : une fois après l'avant-dernière et une fois avant les deux dernières.

Nous venons de voir qu'il y avait eu deux fois des accouchements avant terme (obs. 19 et 14), l'un à cinq mois, l'autre à sept. Dans l'obs. 19, ce fut immédiatement après la fausse couche (deuxième grossesse) que la chloro-anémie se manifesta, sans que pourtant on puisse la lui attribuer plutôt qu'à la grossesse. Dans l'obs. 14, l'accouchement prématuré paraît n'avoir produit aucun effet sur la santé générale.

Nous avons dit également que la malade de l'obs. 15 avait nourri pendant seize mois après sa première couche et que cette lactation l'avait d'autant plus fatiguée qu'elle s'était en même temps trouvée dans de très-mauvaises conditions hygiéniques.

En résumé, les observations de la seconde série nous montrent comme causes de la phthisie l'hérédité, ou pour mieux dire, une prédisposition congénitale dans tous les cas ; une hygiène défectueuse chez la moitié environ des malades ; et chez toutes une ou plusieurs grossesses compliquées de phénomènes chloro-anémiques plus ou moins prononcés. Il nous reste à indiquer la manière dont ces éléments se sont groupés dans chaque cas pour produire la tuberculisation. L'exposé suivant nous en donnera une idée à peu près complète. Nous trouvons :

Obs. 13. Tempérament lymphatique ; deux grossesses à vingt-cinq et à trente-cinq ans, la première sans action sur la santé générale, la seconde compliquée de chloro-anémie dès le début ; phthisie au quatrième mois ; amélioration notable après l'accouchement.

Obs. 14. Tempérament lymphatico-nerveux ; engorgement ganglionnaire à huit ans; première couche à vingt et un an, deux mois avant terme; pas d'action sur la santé générale; douleurs dorsales à vingt-quatre ans; seconde grossesse à vingt-six ans avec oppression dès le début; phthisie au cinquième mois commençant par un état aigu, probablement une pleurésie droite; amélioration de huit jours après l'accouchement; puis rechute et amélioration nouvelle au bout d'un mois et demi.

Obs. 16. Père poitrinaire, sœur toussant, frère scrofuleux; engorgement ganglionnaire et ophthalmie chronique; leucorrhée; cinq grossesses de vingt-cinq à trente-trois ans; fatigue générale à partir de la troisième couche; phthisie au cinquième mois de la cinquième grossesse; exacerbation après l'accouchement; deux mois plus tard, troisième degré.

Obs. 17. Tempérament lymphatico-nerveux, maigreur; rhumes fréquents; battements de cœur; douleurs rhumatoïdes; grossesse à vingt-neuf ans et demi; surexcitation nerveuse, hémiplégie temporaire; phthisie au sixième mois; état stationnaire après l'accouchement; exacerbation huit mois plus tard à la suite d'une métrorrhagie; phthisie au troisième degré.

Obs. 19. Lymphatisme; excès de travail, refroidissements fréquents; trois grossesses à dix-sept, dix-huit et dix-neuf ans; fausse couche à la seconde et consécutivement faiblesse persistante; phthisie au neuvième mois de la troisième gestation; exacerbation deux mois après l'accouchement, puis cinq mois plus tard; troisième degré.

Obs. 15. Père poitrinaire; lymphatisme; mauvaise alimentation; excès de travail et de veilles; première grossesse à vingt et un ans; seize mois de lactation, régime insuffisant, fatigue consécutive; deuxième grossesse à vingt-quatre ans; inappétence depuis le début; phthisie au cinquième mois; rémission de huit jours, après l'accouchement; puis bronchite généralisée et rechute; un mois plus tard, mort imminente.

Obs. 18. Frère tuberculeux, mère scrofuleuse; lymphatisme; scrofule; de dix-sept à vingt et un an, privations, excès de travail, de veilles, refroidissements prolongés; grossesse à dix-neuf ans et demi ; chloro-anémie ; phthisie au septième mois ; exacerbation après l'accouchement ; nouvelle exacerbation trois mois et demi plus tard, puis cinq mois ensuite ; mort quatorze mois après le début de la maladie.

Nous voyons d'après ce résumé qu'ici encore, comme pour notre première série de malades, la grossesse a suffi avec l'hérédité pour déterminer dans plusieurs cas (quatre fois sur sept) l'apparition de la phthisie.

I V

CAS DE PHTHISIE AYANT DÉBUTÉ AVANT LA GROSSESSE.

Quatre fois, la phthisie s'est déclarée avant la gestation, ou du moins s'il y avait eu des grossesses antérieurement, celles-ci avaient été sans action sur le développement de la tuberculisation. Nous allons donner l'histoire de ces quatre malades.

OBSERVATION XX.

Hérédité, lymphatisme, scrofule ; mauvaise hygiène ; phthisie ; grossesse trois mois plus tard ; exacerbation de la maladie ; amélioration après le retour de couches.

Célestine M..., âgée de 33 ans, domestique, entre le 14 août 1865 à l'hôpital de la Charité, salle Sainte-Marthe, n° 25, service de M. Beau, remplacé par M. Parrot.

D'un tempérament lymphatique, d'une constitution faible, d'une santé chétive, cette femme est née d'un père maladif, mais ne toussant pas, et d'une mère forte et robuste, probablement épileptique. Elle a une sœur de 36 ans qui tousse depuis quatre ans et qui a eu, étant enfant, de la gourme et de l'engorgement ganglionnaire. Elle ne se connaît pas d'autre antécédent de famille. Travaillant d'abord au métier, elle a été ensuite domestique pendant seize ans, médiocrement nourrie et ayant peu de sommeil, surtout ces quatre dernières années. Elle a eu de la gourme jusqu'à 10 ou 12 ans, une ophthalmie chronique de six mois à l'âge de 8 ans, et une de deux mois à 24 ans ; de l'engorgement ganglionnaire soux-maxillaire et des abcès glandulaires de 12 à 20 ans ; de fréquentes céphalalgies avec envies de vomir pendant son enfance ; une rougeole à 10 ans, une autre à 12 ans ; une fièvre scarlatine à 12 ans ; pas de fièvre typhoïde, pas de rhumatisme articulaire, pas d'attaque hystérique, mais souvent la sensation de boule. A 18 ans, six mois de douleurs épigastriques ; pas d'affection aiguë de la poitrine. Cette femme n'a jamais été sujette à tousser. Réglée de 19 à 20 ans, elle a toujours vu régulièrement ; seulement, depuis deux ans, ses règles sont plus abondantes et plus pâles ; pas de pertes blanches.

Il y a deux ans, à la fin l'automne, se trouvant dans son état de santé habituelle, elle a été prise, à la suite d'un refroidissement, d'une forte toux, avec point dans le côté gauche, expectoration muco-purulente, sans hémoptysie et sans fièvre. Ces symptômes furent intenses pendant une quinzaine de jours, puis ils diminuèrent, mais la toux continua, peu fréquente à la vérité. La malade toussait depuis trois mois, lorsqu'elle devint enceinte ; elle accoucha le 5 janvier 1864, aux Cliniques, de deux enfants qui ont vécu cinq heures. Pendant toute sa grossesse, elle a vomi ; elle a eu des douleurs dans le ventre les trois derniers mois ; pas de ptyalisme. Ses couches ont duré quarante-huit heures ; les suites de couches ont été bonnes. Elle s'est relevée le quinzième jour, a revu six semaines après, et a eu alors des pertes abondantes, pour lesquelles elle a été un mois et demi en traitement. Depuis cette époque, il n'y a pas eu de douleurs utérines. La toux augmenta dès le commencement de la gestation, pendant toute sa durée et jusqu'au retour de couches, à partir duquel elle a été moins forte durant six mois. Dans cet intervalle, il n'y a point eu de fièvre, pas de douleur thoracique, pas d'oppression, pas d'expectoration, pas d'hémoptysie. Appétit bon ; pas de nausées par la toux ; vomissements pendant la grossesse ; dyspepsie et oppression après les repas ; constipation ; amaigrissement ; pas d'affaiblissement. Il y a un an, la toux qui avait diminué à la suite du retour de couches, reprit une nouvelle intensité. C'était une toux quinteuse, plus forte le matin, le soir, par les temps de froid et de brouillards. Depuis un an également, douleurs dans le dos, entre les épaules, au-dessous du sein gauche, s'exacerbant par la marche, la toux et les grandes inspirations ; respiration courte, oppression toujours croissante. Il y a environ huit mois, pendant deux mois, expectoration jaune nauséeuse. Depuis un an, de temps à autre, filets de sang dans les crachats. Il y a six mois, à la suite d'une toux violente, rejet d'un verre de sang. Depuis lors, pas d'hémoptysie, crachats sanglants plus rares. L'appétit, qui n'avait pas changé la première année, est devenu moins bon la seconde ; pas de douleur épigastrique, pas de nausées, pas de vomissements ; constipation, sueurs nocturnes et diurnes ; pas de frissons les neuf premiers mois de la seconde année, pas de fièvre. Ce n'est que depuis trois mois qu'il vient souvent des frissons de dix minutes suivis de chaleur. Depuis deux mois, battements de cœur, pas d'œdème des jambes ; céphalalgie fréquente, peu de sommeil. L'amaigrissement, qui avait été considérable la première année, s'est arrêté, mais les forces ont diminué. Cet état de choses resta à peu près stationnaire tout le cours de la seconde année, jusqu'à l'entrée de la malade à l'hôpital, où elle se décida à venir à cause de la toux et des douleurs qu'elle ressentait dans la poitrine. Lors de l'entrée, on trouva peu de signes physiques, seulement de la faiblesse du bruit respiratoire, avec expiration prolongée, surtout à droite, et du retentissement de la voix; mais les jours suivants, on entendait à plusieurs reprises des râles humides dans les fosses sus et sous-épineuses des deux côtés. Ces râles n'étaient pas constants, et lorsqu'ils disparaissaient, on ne percevait plus que de la faiblesse du bruit respiratoire. Après avoir constaté la présence des râles humides, M. Parrot, qui remplaçait M. Beau, fit appliquer de la teinture d'iode sur la moitié supérieure de la poitrine, en arrière des deux côtés. Il y eut une vésication produite, et à la suite la toux diminua, ainsi que les douleurs dorsales. En même temps, l'appétit s'améliora, et malgré la persistance de la dyspepsie et quelques nausées par la toux les premiers jours, les fonctions digestives se soutinrent pendant la plus grande partie du séjour à l'hôpital. Lors de la sortie, le 28 août, il y avait encore de la toux, mais beaucoup moins fréquente; pas de douleur thoracique, pas d'oppression, sauf pendant la digestion; frissons irréguliers, sueurs; pas de fièvre le soir; appétit médiocre (deux portions); pas de vomissements, pas de diarrhée, un état de maigreur peu prononcé, mais une faiblesse assez notable. De plus, la malade éprouvait par moments de la douleur laryngée, avec timbre voilé de la voix. Elle était sujette à cet accident depuis sa couche, à la suite de laquelle elle avait eu, pendant deux mois, de la laryngite. A l'examen physique, lors de la sortie, on constatait une diminution de sonorité dans les fosses sus-épineuses des deux côtés. *A l'auscultation, en avant,* de l'expiration prolongée avec retentissement de la voix à droite; *en arrière,* de la faiblesse du bruit respiratoire dans les fosses sus et sous-épineuses des deux côtés, avec, de temps à autre, quelques râles humides au même niveau; rien au cœur; volume du foie normal.

La première question qui se présente à l'esprit, lorsqu'on lit cette observation, c'est de savoir si la malade était réellement phthisique. Elle offre des signes rationnels médiocrement intenses, et des signes physiques peu avancés. Cependant l'ensemble des symptômes ne permet guère le doute à cet égard; on trouve en effet réunis : une toux qui ne cesse pas pendant deux ans, des hémoptysies répétées, des douleurs thoraciques et de l'oppression, de l'inappétence pendant une année, des frissons et des sueurs nocturnes; de l'amaigrissement continu depuis deux ans et un diminution notable des forces ; en outre des râles humides dans les fosses sus et sous-épineuses des deux côtés, coïncidant avec de la faiblesse respiratoire, de l'expiration prolongée et du retentissement de la voix. Il semble que tous ces signes autorisent, malgré l'intermittence des râles humides, à conclure à l'existence d'une phthisie pulmonaire, soit au début du second degré, soit au premier degré avec congestion pérituberculeuse. Ceci posé, nous trouvons dans ce cas une femme qui a une hérédité scrofulo-tuberculeuse indiquée par l'état maladif de son père et par l'existence chez sa sœur de manifestations scrofuleuses et tuberculeuses; qui est elle-même profondément scrofuleuse, d'une constitution faible et d'une santé chétive, quoique n'ayant jamais été sérieusement arrêtée. Placée de bonne heure dans d'assez mauvaises conditions hygiéniques, comme nourriture et comme sommeil, elle contracte à la suite d'un refroidissement une affection aiguë de la poitrine qui au bout de quinze jours laisse après elle une toux persistante avec un commencement d'amaigrissement. C'est alors que survient une grossesse compliquée de vomissements et de douleurs abdominales. Pendant sa durée la toux augmente pour diminuer lors du retour de couches. Malgré cette amélioration de la toux, l'amaigrissement se prononce de plus en plus, et six mois après tous les symptômes s'aggravent pendant une année, au bout de laquelle la malade entre à l'hôpital avec une phthisie peu avancée et un état général assez bon. Quelle influence a exercée la grossesse pendant toute cette période morbide ? L'affection pulmonaire existait avant elle, elle ne l'a donc pas produite, mais elle semble avoir agi sur elle doublement, immédiatement et pendant sa durée en augmentant la toux qui devint moins forte aussitôt après le retour de couches, et consécutivement, en entretenant un état d'amaigrissement et d'affaiblissement auquel ont dû contribuer et les vomissements de la gestation et les pertes qui ont suivi le retour de couches. Nous remarquerons cependant que cela n'a pas suffi pour imprimer à la malade une marche bien active, puisqu'au bout de deux ans, elle en était encore au premier degré, tout au plus au début du second et qu'en somme l'état général se soutenait.

OBSERVATION XXI.

Lymphatisme ; deux grossesses sans altération de la santé ; fatigues prolongées ; rhumes fréquents ; puis toux continue ; troisième grossesse ; exacerbation de la phthisie ; bronchite intercurrente.

Marie C......, âgée de 40 ans, journalière, entre, le mercredi 15 avril 1863, à l'hôpital Saint-Antoine, salle Sainte-Marguerite, n° 41, service de M. Goupil.

D'un tempérament lymphatique, d'une constitution résistante, cette femme, qui ne peut donner sur ses antécédents héréditaires aucun renseignement, a toujours été d'une bonne santé ; elle revient d'Afrique, où elle a passé les cinq dernières années, menant une vie très-fatigante, et où elle a eu quelques accès de fièvre intermittente. Pas d'antécédents scrofuleux ni rhumatismaux ; menstruation régulière. Elle eut une première grossesse à 28 ans, et une autre à 34 ; elle passa la première sans accident, et elle accoucha à terme d'un enfant qui vit encore. Dans le courant de la seconde, elle eut une fluxion de poitrine dont elle se remit parfaitement, et sa santé ne parut point avoir souffert de ces deux gestations. A 37 ans, deux ans après son arrivée en Afrique, et à peu près vingt-sept mois après sa seconde couche, elle contracta une toux intermittente, mais revenant fréquemment. A 39 ans, cette toux devint continue et ne cessa plus. C'est quelques mois plus tard qu'elle commença une troisième grossesse ; elle est enceinte actuellement d'environ sept mois et demi. Ses règles sont venues jusqu'il y a deux mois. Aucun accident digestif ne compliqua cette troisième gestation ; ni vomissements, ni ptyalisme ; appétit conservé. Toutefois, il y eut de l'oppression dès le début. Pendant la première partie, la toux resta à peu près ce qu'elle était ; mais, il y a environ trois mois et demi, elle fut beaucoup plus violente, l'oppression s'accrut, l'appétit diminua ; pas de vomissement, pas de diarrhée ; parfois de la fièvre ; sueurs la nuit ; affaiblissement et amaigrissement. Cet état persista jusqu'au 11 avril, époque où il est survenu tout à coup un frisson de trois heures, avec augmentation considérable de la toux, douleur dans le côté droit, oppression très-forte ; sensation de brûlure derrière le sternum ; expectoration muco-purulente. Inappétence ; quelques vomissements glaireux par la toux ; pas de diarrhée ; de la fièvre, des sueurs, céphalalgie vive. Lors de l'entrée à l'hôpital, le 15 avril, on constate, outre les symptômes précédents, les signes physiques suivants : *En avant*, de l'expiration prolongée sous les deux clavicules, dans les trois premiers espaces, surtout *à gauche* ; et *à droite*, au même niveau, des râles sibilants mêlés à des râles humides, disparaissant par la toux. *En arrière*, de l'expiration prolongée aux deux sommets et aux deux bases, surtout à la base droite, des râles sous-crépitants.

Nous manquons de renseignements sur ce qui se passa ultérieurement.

Nous voyons dans ce cas une femme qui n'offre d'antécédent morbide ni héréditaire ni personnel, être enceinte deux fois à six ans de distance sans que sa santé s'altère ; elle est ensuite soumise à des fatigues nombreuses pendant deux ans ; et alors elle contracte de la tendance aux rhumes ; deux années se passent encore, puis la toux, d'intermittente qu'elle était, devient continue. C'est dans ces conditions que commence une troisième grossesse. Dès le début, à la toux il se joint de l'oppression ; puis vers le cinquième mois, tous les symptômes empirent ; deux mois plus tard une nouvelle exacerbation décide la malade à entrer à l'hôpital où l'on constate premièrement les signes d'une phthisie au second degré, secondement les signes d'une bronchite intercurrente des deux bases, dont l'invasion correspond sans doute à la recrudescence qui a déterminé l'entrée dans le service. Les trois grossesses de la femme C... ont-elles eu une influence sur la maladie thoracique et quelle est cette influence? Pour les deux premières, aucun signe ne vient révéler leur action, et si deux ans après la seconde il survient des phénomènes pathologiques du côté du poumon, il y a eu dans l'intervalle des fatigues prolongées qui ont pu à elles seules établir une prédisposition organique. Quant à la troisième gestation, son premier résultat est de produire dès le début de l'oppression et une respiration fréquente ; un peu plus tard, elle amène une exacerbation de tous les accidents. En un mot, sous son influence et pendant sa durée, la marche de la maladie s'active considérablement. Il serait difficile de dire si ici elle a exercé une action spéciale sur le poumon ; car l'oppression qui apparaît d'abord pourrait aussi bien s'expliquer par la toux préexistante. Il est plus probable que c'est uniquement en affaiblissant l'organisme que la gestation a imprimé une nouvelle impulsion à l'affection thoracique ; si l'on remarque surtout que c'est vers le cinquième mois seulement que celle-ci a pris une intensité plus grande.

OBSERVATION XXII.

Hérédité ; lymphatisme ; scrofule; maladies nombreuses ; mauvaise hygiène ; toux
continue; hémoptysie ; grossesse ; exacerbation de la phthisie ; péritonite puerpérale.

Victoire D..., brocheuse, entre, le 13 février 1865, à l'hôpital de la Charité, salle
Sainte-Marthe, n° 16, service de M. Beau.

D'un tempérament lymphatique, cette femme, dont la mère est morte phthisique
et le père cancéreux, a eu à subir de nombreuses privations, des excès de travail
et de veilles, surtout depuis deux ans; elle a été mal et insuffisamment nourrie.
Réglée à 17 ans, elle l'a toujours été régulièrement. Elle a eu à 5 ans une affection fébrile mal déterminée; à la suite une éruption impétigineuse de la face, puis
une ophthalmie chronique; à 8 ans une attaque de rhumatisme articulaire aigu
qui a duré deux mois; à 12 ans, une fièvre typhoïde, suivie d'une fluxion de poitrine; à partir de 13 ans, des attaques d'hystérie fréquentes. De tout temps elle
a été sujette à tousser, et à 17 ans elle a commencé de cracher du sang. Ces
hémoptysies revenaient fréquemment, elles étaient abondantes et s'accompagnaient en général d'attaques d'hystérie. La malade continuait toujours à tousser plus ou moins, presque sans interruption. A 20 ans, elle devient enceinte;
les quatre premiers mois de sa grossesse se passent sans complications; mais, à
partir du cinquième, la toux augmente notablement, il survient plusieurs hémoptysies. L'accouchement eut lieu à la fin d'août 1864; à la suite, il se déclara une
péritonite qui dura vingt trois jours. Après cette péritonite, la toux change de
caractère; elle devient beaucoup plus fréquente, nauséeuse; elle s'accompagne
d'une oppression considérable pendant deux mois surtout; d'une expectoration
purulente abondante; d'une douleur dans le côté gauche de la poitrine, avec perte
de l'appétit, battements de cœur, frissons et fièvre tous les soirs vers quatre
heures, sueurs la nuit, affaiblissement et amaigrissement très-prononcés. Cet état
persiste à peu près le même jusqu'à l'entrée à l'hôpital, le 13 février 1865, et alors
ou constate outre les symptômes précédents, de la matité sous la clavicule gauche
et au même niveau une respiration très-faible, avec de gros craquements humides mêlés de souffle par la toux; dans les fosses sus et sous-épineuses gauches
des râles humides et du souffle augmentant par la toux; retentissement de la voix;
rien à droite; souffle à la base du cœur au premier temps.

Dans cette observation, beaucoup de causes viennent compliquer l'action de la grossesse. La femme D... était fille de tuberculeuse : elle-même avait des antécédents scrofuleux et aussi des

antécédents rhumatismaux ; elle avait été soumise à de mauvaises conditions hygiéniques qui étaient devenues pires encore quelques mois avant sa grossesse ; elle avait fait de nombreuses et graves maladies ; de tout temps, elle toussait et depuis dix-sept ans elle avait de fréquentes hémoptysies, en sorte que tout d'abord à ne considérer que la toux continuelle et les hémoptysies répétées, on peut affirmer qu'elle était tuberculeuse avant d'être enceinte. Mais, pour n'avoir pas produit l'affection pulmonaire, la gestation n'en a pas moins exercé sur son développement une influence des plus prononcées. Pendant sa durée, surtout à partir du cinquième mois, la toux est devenue plus fréquente, les hémoptysies se sont rapprochées, et peu de temps après sa terminaison, consécutivement à une affection puerpérale de six semaines, tous les symptômes ont pris une gravité que n'avaient pu leur donner jusque-là les nombreuses causes de débilitation dont avait souffert la malade. Les phénomènes, ayant augmenté d'intensité sans changer de nature, ne permettent pas d'attribuer à la gestation une action spéciale sur le poumon. Il est bien plus vraisemblable que c'est en apportant un nouvel élément aux causes d'affaiblissement général préexistantes qu'elle a amené l'exacerbation de la maladie tuberculeuse.

OBSERVATION XXIII.

Lymphatisme ; santé habituelle mauvaise ; toux fréquente ; mauvaise hygiène ; grossesse à 33 ans et demi ; exacerbation des accidents thoraciques après l'accouchement. Mort dix mois plus tard d'une pneumonie tuberculeuse.

Elisabeth C...., âgée de 35 ans, entre, le 3 janvier 1863, à l'hôpital Saint-Antoine, salle Sainte-Marguerite, n° 25, service de M. Woillez.

Cette femme, qui ne nous a fourni aucun renseignement sur ses antécédents héréditaires, a de tout temps été maladive. Lymphatique, maigre, chétive et d'une faible constitution, elle a eu à plusieurs reprises des engorgements ganglionnaires sous-maxillaires ; elle a toujours été sujette à tousser et depuis plusieurs années cette toux est continuelle. Médiocrement nourrie, elle s'est beaucoup fatiguée surtout ces dernières années. A 23 ans et demi, elle a été enceinte pour la première fois ; sa grossesse ne s'est compliquée d'aucun accident ; pas de vomissements ; pas de salivation. Elle a continué à tousser comme auparavant pendant toute sa durée, mais pas plus fort. Elle est accouchée à terme, il y a dix mois; depuis cette époque les règles n'ont pas reparu. A partir de l'accouchement, la toux a notablement augmenté; la maigreur s'est prononcée de plus en plus; et les forces ont peu à peu disparu; fièvre intense le soir, sueurs la nuit; peu d'appétit, pas de vomissements, mais des nausées par la toux. Diarrhée fréquente surtout les quatres semaines qui précèdent l'entrée à l'hôpital; douleurs abdominales vives occupant les fosses iliaques et l'hypogastre et ayant débuté après l'accouchement; accès de névralgie faciale souvent répétés; oppression considérable; c'est dans cet état que la malade entre le 3 janvier à l'hôpital où l'on constate les signes physiques suivants: Matité dans la fosse sus-épineuse droite; souffle dans les fosses sus et sous-épineuses des deux côtés, surtout à droite où l'on entend des craquements et du retentissement de la voix. Cet état persiste jusqu'au 15 janvier; seulement la diarrhée est devenue de plus en plus forte, malgré l'administration des opiacés sous toutes les formes. Le 15 janvier, la malade est prise d'une pneunomie tuberculeuse droite, et elle meurt le 29 janvier 1863, dans un état de faiblesse et d'oppression extrêmes, après avoir eu les jours précédents une diarrhée incoercible.

La gestation n'est certainement point ici la cause qui a amené la phthisie, puisque auparavant la malade, scrofuleuse, d'une santé chétive, ayant supporté de nombreuses fatigues, avait une toux continuelle qui ne peut être attribuée qu'à la présence des tubercules. Mais, si elle n'a pas fait naître la tuberculisation, la grossesse n'en a pas moins été le point de départ d'une recrudescence des accidents qui ne se sont plus arrêtés depuis. L'action débilitante de la gestation, la seule que l'on trouve indiquée dans ce cas, a dû être favorisée par l'affection utérine qui suit la délivrance. Il est à remarquer que l'exacerbation des phénomènes morbides ne s'est manifestée qu'après l'accouchement.

Dans les quatre observations qui précèdent, ce n'est pas la grossesse qui a produit la phthisie, celle-ci existait auparavant; mais chaque fois l'affection pulmonaire s'est aggravée lorsque la femme est devenue enceinte. Quant à la nature même de cette influence exercée par la gestation, nous n'avons pu la constater directement ainsi que nous l'avions fait pour les deux premières séries, parce

que les phénomènes spéciaux qu'elle a fait naître se sont confon-
dus avec les symptômes prédominants de la tuberculisation. Les
conditions au milieu desquelles s'est faite l'évolution de la maladie
ont du reste été à peu près celles que nous avions rencontrées jusqu'ici. Une seule fois (obs. 22), nous avons trouvé l'hérédité proprement dite bien nettement accusée. La malade avait perdu sa
mère poitrinaire et son père cancéreux. Elle-même, d'une faible
constitution, d'une santé chétive, toujours sujette à tousser, avait
présenté de bonne heure des signes non douteux de scrofule. Une
autre fois (obs. 20), la malade, faiblement constituée, mal portante, scrofuleuse, n'avait pas une hérédité manifeste du côté de
ses parents; mais sa sœur était scrofulo-tuberculeuse. Dans les
deux autres cas (obs. 21 et 23), nous n'avons pu obtenir aucun
renseignement. Dans toutes les observations, le tempérament lymphatique est indiqué. Trois fois la constitution est faible; une fois
(obs. 21), forte et résistante. Dans cette même obs. 21, la santé habituelle est bonne; elle est mauvaise dans les trois autres cas. La
menstruation, notée seulement trois fois (obs. 22, 21 et 20), a toujours été régulière. Dans deux cas (obs. 21 et 23), il y a eu un travail excessif et beaucoup de fatigues pendant les années qui ont précédé la phthisie; les deux autres fois (obs. 22 et 20), l'hygiène a
été défectueuse de tout temps. La première de ces deux malades,
toujours insuffisamment nourrie, avait eu à souffrir d'excès de fatigues et de veilles, surtout depuis deux ans; la seconde, mal
nourrie à partir de 16 ans, avait beaucoup travaillé, et pendant les
quatre dernières années avait été privée de sommeil. Toutes les
deux avaient eu de bonne heure des accidents scrofuleux; celle de
l'obs. 22 de l'impétigo de la face et des ophthalmies chroniques à
5 ans; elle avait en outre été atteinte de rhumatisme articulaire
à 8 ans, et elle était hystérique depuis l'âge de 13 ans. Celle
de l'obs. 20 avait eu de l'ophthalmie chronique à 8 et à 24 ans, de
la gourme à 10 ans et de l'engorgement ganglionnaire de 12 à 20
ans. Il avait également existé de l'engorgement ganglionnaire à
tout âge chez une troisième malade (obs. 23). La quatrième était
indemne de toute manifestation scrofuleuse; elle était du reste

13

d'une bonne constitution et s'était toujours bien portée jusqu'à 37 ans. Nous n'avons pas constaté d'affection fébrile qui ait pu avoir de retentissement sur l'évolution tuberculeuse. Nous trouvons en effet une fièvre sans caractère à 5 ans, une fièvre typhoïde à 12 ans (obs. 22) ; quelques accès de fièvres intermittentes en Afrique dans le courant des cinq dernières années (obs. 21) ; deux rougeoles à 10 et à 12 ans et une scarlatine à 12 ans (obs. 20). Dans ce dernier cas, nous avons noté également des migraines fréquentes pendant l'enfance et une affection gastralgique qui a duré six mois à l'âge de 18 ans. Comme cette malade n'est devenue phthisique qu'à 30 ans et demi, on ne peut attribuer à toutes ces affections aucune influence sur la production du tubercule. Des quatre femmes auxquelles se rapportent les observations de notre troisième série, c'est la seule qui n'ait eu aucune affection thoracique avant le début de la tuberculisation. Celles des obs. 22 et 23 étaient de tout temps sujettes à tousser, si bien même qu'il serait fort difficile de préciser exactement chez elles l'époque du début de la maladie. La femme de l'obs. 23 disait bien que la toux d'abord intermittente était devenue continue plusieurs années avant son entrée à l'hôpital ; mais elle ne savait pas à quel moment ce changement s'était opéré. Chez celle de l'obs. 22, la toux avait toujours été la même ; seulement il y avait eu à 12 ans une fluxion de poitrine, et l'on sait que par ce mot les malades entendent toutes les affections thoraciques aiguës accompagnées de toux, de fièvre et de point de côté. Cette femme était de plus sujette à des hémoptysies depuis l'âge de 17 ans ; c'est à cette époque que nous avons rapporté le début de la phthisie. La dernière de nos malades (obs. 21) avait eu aussi une fluxion de poitrine à trente-quatre ans ; et de trente-sept à trente-neuf ans, elle s'était fréquemment enrhumée : elle est devenue poitrinaire à trente-neuf ans. Nous venons de dire que dans l'obs. 22, nous avions fixé à 17 ans, âge où les hémoptysies étaient apparues, le début de l'affection tuberculeuse ; qu'il ne pouvait être précisé dans l'obs. 23 où la toux avait existé de tout temps. Il a eu lieu à 30 ans et demi dans l'obs. 20 et dans l'obs. 21 à 39 ans. Aucun phénomène prémonitoire n'a précédé la maladie, excepté dans l'obs. 21, où il a existé de fréquentes bronchites pendant les deux années antérieures. Une seule fois (obs. 20), nous avons noté une cause occasionnelle : il y avait eu un refroidissement; et dans ce cas la maladie a débuté par un état aigu (point de côté à gauche, fièvre, toux) qui a duré quinze jours; puis elle a suivi une marche chronique qu'elle avait prise d'emblée dans les trois autres cas.

Il nous faut voir maintenant comment cette marche de l'affection pulmonaire a été influencée par la gestation.

Trois fois les malades n'ont eu qu'une seule grossesse (obs. 22, 23, 20). Dans le premier cas (obs. 22), elle est venue à 20 ans, plusieurs années après le début de la toux, trois ans après celui des hémoptysies; dans le second cas (obs. 23), la femme est devenue enceinte à 33 ans et demi; elle toussait depuis un temps indéterminé, continûment depuis plusieurs années; dans le troisième cas (obs. 20), la grossesse a été gémellaire; elle a commencé trois mois après la toux, à trente et un ans. Enfin la dernière malade (obs. 21) a eu trois grossesses, la première à vingt-huit ans, la deuxième à trente-quatre; c'est pendant la durée de celle-ci qu'est survenue la fluxion de poitrine dont nous avons parlé. Ces deux gestations d'ailleurs avaient été bonnes et n'avaient exercé sur la santé générale aucune action fâcheuse. La troisième grossesse arriva à 39 ans, quelques mois après que la toux, intermittente, depuis deux ans, était devenue continue. La malade de l'obs. 20 est la seule qui pendant sa grossesse ait présenté des accidents en dehors des symptômes pulmonaires : elle a vomi tout le temps et a eu des douleurs abdominales les trois derniers mois. Trois fois l'accouchement s'est passé sans aucune complication (obs. 22, 23, 20) ; dans l'obs. 21, la malade était enceinte de sept mois et demi seulement lorsqu'elle a été examinée, et nous n'avons pas de renseignements sur ce qui s'est passé ultérieurement. Dans les trois autres cas, les suites de couches ont été plus ou moins compliquées. Il y a eu (obs. 22) une péritonite de six semaines (obs. 23), une affection abdominale ayant laissé depuis des douleurs et (obs. 20) une perte abondante qui survint lors du retour de couches, six semaines après l'accouchement, et qui exigea un mois et demi de traitement. Aucune des quatre malades n'a nourri. Dans tous les cas, la grossesse détermina une exacerbation des symptômes thoraciques. Une fois (obs. 21), dès le début de la gestation, il survint de l'oppression ; il y eut une exacerbation à la fin du quatrième mois et dans le courant du huitième mois ; peu de temps avant l'entrée, une bronchite des deux bases vint donner une nouvelle impulsion à la maladie. Une autre fois encore (obs 20), il y eut exacerbation dès le commencement de la grossesse, et cette aggravation dura jusqu'au retour des couches, qui, ainsi que nous l'avons dit, donna lieu à une métrorrhagie. Une fois (obs. 22), l'exacerbation survint au cinquième mois ; dans le dernier cas (obs. 23), elle n'apparut qu'après l'accouchement. C'est le seul cas où la délivrance ait amené une aggravation immédiate. Deux fois l'état resta stationnaire après la couche pendant six semaines, au bout desquelles il y eut dans un cas (obs. 22) une recrudescence consécutive à une péritonite puerpérale, et dans l'autre (obs. 20), une amélioration qui coïncida avec le retour de couches. Enfin, dans l'obs. 21, nous n'avons pas assisté à l'accouchement. A partir des six semaines qui ont suivi la couche, deux fois (obs. 22 et 23), la maladie a suivi une marche régulièrement croissante. Nous ne savons ni combien de temps elle a duré, ni comment elle s'est terminée dans l'obs. 22 ; dans l'obs. 23, la malade a été prise de pneumonie tuberculeuse avec diarrhée incoercible, et elle est morte vingt-six jours après son entrée à l'hôpital, onze mois après qu'elle était accouchée. La femme de l'obs. 20, dont la santé s'était améliorée lors du retour de couches, a eu une exacerbation six mois plus tard ; puis l'état resta stationnaire une année jusqu'à l'entrée à l'hôpital, d'où elle sortit au bout de quelques semaines, très-améliorée, deux ans après le début de la phthisie, qui en était encore au second degré. Nous avons déjà dit que pour la quatrième malade les renseignements nous manquaient à partir du huitième mois de la grossesse.

Dans le seul cas de grossesse multiple que renferme notre troisième série d'observations (obs. 21), les deux premières gestations ont été sans influence sur la santé générale, et la phthisie a éclaté cinq ans après la deuxième grossesse, quelques mois avant la troisième.

Il n'y a eu ni fausse couche ni lactation.

Nous venons de voir les mêmes éléments qui, dans nos deux premières séries de faits, avaient favorisé l'influence de la gestation, suffire ici pour faire naître la phthisie ; puis celle-ci une fois développée, la grossesse intervenant à son tour par son action propre et par celle de ses complications, donner une nouvelle intensité à la maladie. Il nous reste à montrer comment se sont combinées dans chaque cas les différentes causes qui ont déterminé la marche de l'affection tuberculeuse. Nous trouvons qu'elles se groupent de la façon suivante :

Obs. 21 : Lymphatisme ; cinq années de fatigues précédant immédiatement la phthisie ; deux grossesses à 28 et à 34 ans, pas d'action sur la santé générale ; de 37 à 39 ans, rhumes fréquents ; phthisie à 39 ans ; troisième grossesse quelques mois plus tard ; oppression dès le début, exacerbation au quatrième mois ; bronchite intercurrente au milieu du huitième, pas de renseignements ultérieurs.

Obs. 23 : Lymphatisme ; santé chétive, scrofule ; privations, fatigues, surtout les dernières années ; rhumes fréquents à tout âge ; toux continue depuis plusieurs années ; début de la phthisie à une époque indéterminée ; grossesse à 33 ans et demi ; exacerbation des signes thoraciques seulement après l'accouchement ; affection abdominale puerpérale ; marche progressivement croissante de la phthisie ; mort dix mois après la couche, avec une pneumonie tuberculeuse et une diarrhée incoercible.

Obs. 20 : Hérédité scrofulo-tuberculeuse ; constitution faible, santé chétive ; manifestations scrofuleuses jusqu'à 24 ans ; mauvaise nourriture depuis seize ans ; travail excessif et veilles prolongées depuis quatre ans ; phthisie à 30 ans et demi ; début par un état aigu pendant quinze jours, puis état chronique ; trois mois plus tard grossesse gémellaire, vomissements tout le temps ; douleurs abdominales les trois derniers mois ; exacerbation de la phthisie pendant toute la gestation jusqu'au retour de couches, six semaines après l'accouchement, puis amélioration suivie six mois plus tard d'une rechute qui dure un an; enfin amélioration très-prononcée; phthisie au second degré.

Obs. 22 : Mère poitrinaire; lymphatisme; mauvaise constitution; mauvaise santé, mauvaise hygiène, surtout depuis deux ans; scrofule et rhumatisme; hystérie; de tout temps rhumes fréquents; hémoptysies depuis dix-sept ans, début de la phthisie à 17 ans; grossesse à 20 ans; exacerbation de la toux et des hémoptysies depuis le cinquième mois; péritonite de six semaines à la suite de l'accouchement; exacerbation consécutive de la phthisie; phthisie au deuxième degré constatée six mois plus tard.

Nous avons terminé l'examen des malades chez lesquelles la grossesse a exercé une action évidente sur la production ou le développement de la phthisie. Nous avons vu que, réelle et facile à démontrer dans tous les cas, cette influence de la gestation s'était toujours manifestée chez des sujets héréditairement prédisposés; que d'ailleurs, quelquefois seule à agir, elle s'était le plus souvent compliquée de nombreuses causes de débilitation; et enfin que c'était en s'exerçant dans le même sens que ces causes multiples, c'est-à-dire en affaiblissant l'organisme qu'elle avait hâté l'évolution tuberculeuse. Nous allons maintenant passer en revue les cas où la gestation n'a eu sur la phthisie aucune influence appréciable.

———

V

CAS OU LA GROSSESSE N'A PAS EXERCÉ D'ACTION SENSIBLE SUR LA PHTHISIE.

Treize fois la gestation ne nous a paru avoir aucune part appréciable soit dans la production, soit dans l'évolution de la phthisie. Du moins nous n'avons trouvé entre l'état physiologique et l'état pathologique aucun lien qui permette de rattacher l'un à l'autre. Nous avons tenu cependant à reproduire ces treize observations pour bien établir le peu d'influence apparente qu'a exercée la grossesse.

OBSERVATION XXIV.

Hérédité ; tempérament lymphatico-sanguin ; mauvaise hygiène ; grossesse à 18 ans ; lactation de 22 mois ; pas d'action sur la santé générale ; phthisie à 54 ans.

Éléonore G.. , veuve J.... âgée de 55 ans, culottière, entre, le 17 juillet 1865, à l'hôpital de la Charité, salle Sainte-Marthe, n° 5, service de M. Beau, remplacé par M. Parrot.

D'un tempérament lymphatico-sanguin, d'une santé forte, d'une constitution résistante, cette malade a perdu sa mère poitrinaire à 33 ans. Elle n'a jamais eu d'antécédent scrofuleux, pas de gourme, pas d'engorgement ganglionnaire, pas d'abcès froid. Migraines, angines et coryzas fréquents ; jamais de rhumes ; quelquefois des douleurs dans les jointures, mais de peu d'intensité ; à plusieurs reprises, gonflement momentané du corps thyroïde ; pas d'attaque ni de boule hystérique ; caractère violent ; pas d'antécédent vénérien, rougeole pendant l'enfance ; fièvre typhoïde de trois mois à 28 ans ; fluxion de poitrine à droite, avec délire, crachats rouillés, fièvre, pendant quinze jours à 45 ans ; affection fébrile mal caractérisée avec délire et gonflement du ventre à 51 ans. Cette femme a été mal nourrie et mal traitée jusqu'à l'âge de 14 ans ; dans ces dernières années, surtout depuis un an, elle a encore eu une nourriture insuffisante. Elle a beaucoup travaillé et a eu un travail très-dur ; dans ces derniers temps elle a fait des excès de veilles ; elle habite un logement très-froid l'hiver, très-chaud l'été ; depuis cinq ou six ans elle a eu de violents chagrins. Réglée à 15 ans, sans difficulté, elle a vu régulièrement jusqu'à 53 ans ; pas de pertes blanches ; chaque époque était précédée de trois au quatre jours d'une toux sèche et quinteuse. A 52 ans, les règles furent plus abondantes, puis à 53, elles disparurent sans altération aucune de la santé. A la suite de la ménopause, la malade engraissa et fut sujette à des éruptions d'urticaire. Pendant les quatre ou cinq dernières années, il lui survenait, lorsqu'elle se fatiguait, des douleurs épigastriques vives, s'accompagnant de vomissements. Elle a été enceinte à 18 ans : sa grossesse n'a présenté aucune complication ; peu de vomissements, pas de salivation, pas de toux. Elle est accouchée à terme sans accident ; ses couches ont été très-heureuses. Elle a nourri son enfant vingt-deux mois, et en même temps deux autres enfants, l'un pendant trois mois, l'autre pendant un mois. Elle a très-bien supporté du reste et sa grossesse et l'accouchement et cette longue lactation, sa santé n'a paru en souffrir en rien. Elle était en parfait état, engraissant même depuis qu'elle avait cessé de voir, quand en mai 1865, elle se refroidit; le lendemain sa voix devint voilée et quelques jours après elle fut prise de toux avec oppression, point dans le côté gauche, pâleur de la face. Depuis cette époque, la toux a persisté, quinteuse et fréquente, surtout la nuit, par le froid; douleur dans le côté gauche de la poitrine, sous le sein et dans le dos, continue, plus forte le soir et le matin, par les mouvements respiratoires, la toux; douleurs épigastriques intermittentes; oppression rétro-sternale ayant augmenté depuis le début de la maladie, plus forte la nuit; expectoration très-abondante, crachats verts nauséeux; hémoptysies qui ont apparu à la fin de juin, ont augmenté au commencement de juillet et ont duré jusqu'à la fin de juillet; diminution de l'appétit; pas de dyspepsie; nausées et quelques vomissements le matin dans le courant de mai; depuis, les vomissements ont cessé, mais il y a souvent des nausées et la bouche est amère; parfois douleurs vagues dans l'abdomen; constipation. Depuis le début des accidents, quotidiennement deux frissons d'une demi-heure chaque, l'un le matin vers dix ou onze heures; l'autre le soir vers sept heures; frissons suivis de sueurs; battements de cœur de tout temps, spécialement depuis la ménopause, mais qui ont augmenté notablement dans le mois de mai, viennent par accès durant une dixaine de minutes et se reproduisent plusieurs fois chaque jour. Amaigrissement et affaiblissement progressifs à partir du mois de mai. Tous ces symptômes ont été plus forts les trois premières semaines de la maladie; il y avait plus de fièvre, la toux était plus pénible, l'oppression plus considérable, la douleur de côté plus vive, céphalalgie bipariétale et frontale permanente. Sans être complétement alitée, la malade était obligée de se coucher plusieurs fois dans la journée. Puis, au bout de trois semaines, les accidents, tout en persistant, se sont amendés. Les choses sont restées à peu près stationnaires jusqu'au milieu de juillet, excepté les hémoptysies dont l'abondance a décidé la femme J... à entrer à l'hôpital le 17 juillet. Après huit jours de séjour, elles cessèrent, la toux, l'oppression et l'expectoration diminuèrent également; l'appétit, l'embonpoint et les forces remontèrent un peu. Seulement la fièvre persista les soirs et les sueurs furent plus abondantes. Le 1er septembre, l'examen physique faisait constater les signes suivants : pas de matité. *En avant, à droite :* des râles sous-crépitants à l'inspiration dans les trois premiers espaces avec souffle par la toux, expiration normale, pas de retentissement de la voix. Rien à la base. *A gauche :* gros râles muqueux dans les deux premiers espaces, à l'inspiration ; au dessous râles sous-crépitants à l'inspiration par la toux, jusque vers le cinquième espace; expiration prolongée presque soufflante sous la clavicule, pas de retentissement de la voix; rien à la base : *En arrière, à droite :* souffle à l'inspiration, expiration prolongée et un peu soufflante dans la fosse sus-épineuse, râles sous-crépitants dans les fosses sus et sous-épineuses à l'inspiration; retentissement de la voix; rien à la base. Premier bruit du cœur fort, un peu prolongé surtout à la base, pas de souffle vasculaire du cou. La malade est restée dans le service jusqu'à la fin de septembre; et lorsquelle est sortie, elle était à peu près dans le même état d'amélioration que nous venons de signaler.

La grossesse n'a exercé sur le développement des tubercules dans le cas que nous venons de rapporter aucune influence qu'on puisse constater. Trente-cinq ans la séparent des premiers accidents thoraciques, et la malade, aussi bien portante après son accouchement qu'avant d'être enceinte, n'a pas même éprouvé de fatigue d'une lactation de vingt-deux mois.

OBSERVATION XXV.

Tempérament lymphatico-sanguin ; mauvaise hygiène ; sept grossesses et sept lactations de 18 à 38 ans ; pas d'action sur la santé générale; phthisie à 57 ans , après vingt mois d'inappétence.

Jeanne F....., femme C....., âgée de 59 ans, lingère, entre, le 3 juillet 1865, à l'hôpital de la Charité, salle Sainte-Marthe, 3, service de M. Beau, remplacé par M. Parrot.

D'un tempérament lymphatico-sanguin , d'une constitution résistante, cette femme est petite et maigre; elle a la figure pâle, ridée , et l'air beaucoup plus âgé qu'elle ne l'est en réalité. Elle ne connaît dans sa famille aucun antécédent scrofuleux ou tuberculeux. Elle ne présente non plus aucun antécédent diathésique personnel bien accusé. Elle a eu à 8 ans, une variole grave qui a duré deux mois; pas d'affection de poitrine. De tout temps mal et insuffisamment nourrie; elle a beaucoup travaillé depuis l'âge de 10 ans, mais son travail n'a jamais été dur; elle a toujours habité des logements assez sains, et n'a pas fait d'excès de veilles. Depuis quatre ans elle a eu de violents chagrins. Réglée à 13 ans, elle a vu régulièrement jusqu'à 42 ans; pas de pertes blanches. Elle a eu sept enfants, elle est devenue enceinte pour la première fois à 18 ans; ses cinq premiers enfants se sont suivis à deux ou trois ans de distance : le sixième est venu à 36 ans, et le septième à 38. A chaque grossesse elle avait des vomissements tout le temps de la gestation; pas de ptyalisme; du reste, son appétit était très-bon. Toutes ses couches se sont passées sans accidents, ainsi que ses suites de couches. Elle a nourri tous ses enfants : les trois premiers deux ans, et les cinq derniers quinze mois. Aucun d'eux n'a présenté de signe de scrofule, si ce n'est peut-être une de ses filles qui a eu de la gourme jusqu'à 3 ans Après toutes ces couches et toutes ces lactations , sa santé s'est maintenue aussi bonne qu'auparavant. En décembre 1863, sans cause connue, elle perdit l'appétit, elle ne pouvait plus manger de viande; cet état a persisté depuis. Elle commença alors à maigrir et à s'affaiblir ; elle s'aperçut de cette faiblesse, surtout à partir du mois de mars 1864. Au commencement de décembre 1864, elle fut prise d'une toux non quinteuse qui n'a plus cessé, ou qui, du moins, lorsqu'elle disparaît, revient au bout de deux ou trois jours, plus forte le jour, à la suite des mouvements ou des efforts de respiration, peu fréquente les deux premiers mois, jusqu'à la fin de janvier 1865, époque où elle augmenta notablement. Une nouvelle exacerbation plus prononcée que la première a eu lieu en avril dernier. Depuis, la toux est restée stationnaire. La respiration est demeurée libre jusqu'en juin 1865 ; elle a été courte pendant les mois de juin et juillet. Pas de douleur thoracique, si ce n'est de temps à autre une espèce d'élancement qui traverse la poitrine d'avant en arrière; cette sensation existait depuis trois ou quatre mois, quand la toux a commencé. Pas d'expectoration au début; les crachats n'ont apparu qu'en février, jaunes, assez abondants certains jours. Pas d'hémoptysie jusqu'en avril , alors pendant un mois crachements de sang , considérables les quinze premiers jours. Inappétence plus prononcée encore depuis l'apparition des symptômes thoraciques que pendant les vingt mois qui ont précédé; pas de dyspepsie; pas de nausées ; pas de vomissements; pas de douleurs abdominales; pas de diarrhée; tendance à la constipation; pas de frissons, pas de fièvre; sueurs nocturnes peu abondantes depuis juin 1865 seulement. Pas de battements de cœur, pas d'œdème des jambes; pas de céphalalgie, sommeil conservé. L'amaigrissement, qui avait commencé en même temps que l'inappétence, a augmenté à partir de décembre 1864, plus encore en février et surtout en avril 1865. Les forces tombèrent tout à coup en décembre 1864; elles redevinrent meilleures en février, pour tomber de nouveau en avril 1865. A partir de cette époque, la malade ne s'est plus levée que quelques heures par jour. C'est dans ces conditions qu'elle se décide à entrer à l'hôpital le 3 juillet 1865, et l'on trouve, outre les symptômes précédents, les signes physiques suivants : Dans les fosses sus et sous-épineuses des deux côtés, surtout à gauche, des râles humides non constants à la fin de l'inspiration, parfois des râles sibilants. Les mêmes signes se percevaient en avant dans les deux ou trois premiers espaces intercostaux, plus prononcés du côté droit. Pas de matité, pas de retentissement de la voix. Pouls à 92, mou, petit, faible. Rien au cœur. Éruption lichénoïde de la face, fréquente depuis le mois de décembre 1864. Tremblement des mains et des lèvres, qui a débuté en août 1864, et a augmenté beaucoup depuis décembre. Les deux mois qui suivirent l'entrée amenèrent un peu d'amélioration : la toux diminua ainsi que l'expectoration; l'appétit et les forces revinrent en partie; pas de fièvre le soir. Le 25 août, on constatait les signes physiques suivants : *En avant*, sonorité normale des deux côtés; *en arrière*, diminution de sonorité dans la moitié supérieure du poumon droit. *A l'auscultation, en avant, à droite,* respiration faible sous la clavicule; expiration égale à l'inspiration; quelquefois craquements par la toux, ou bien des plaintes à l'inspiration dans toute la hauteur; retentissement de la voix. *A gauche,* respiration plus forte qu'à droite, sous la clavicule; expiration prolongée; pas de retentissement de la voix. Pas de râles aux deux bases. *En arrière, à droite,* respiration faible, craquements par la toux dans la fosse sus-épineuse, et dans le sommet de la fosse sous-épineuse; retentissement de la voix. *A gauche,* faiblesse du bruit respiratoire. Rien au cœur; souffle vasculaire et piaulement, à la base du cou à droite. Pouls à 88, petit, faible, mou, régulier. La pression ne réveille de douleur en aucun point, si ce n'est une très-légère sensibilité entre les deux omoplates. C'est dans cet état que la femme C..... sortit de l'hôpital. Elle rentra trois semaines après. La maladie avait empiré : la toux était redevenue plus forte, toujours sans douleur notable; expectoration abondante; pas d'appétit; pas de vomissements; un peu de fièvre le soir; les forces sont complétement reperdues. La faiblesse alla en croissant jusqu'à la fin de septembre, et la malade ressortit mourante de l'hôpital le 5 octobre 1865.

On ne peut pas dans cette observation attribuer à la grossesse une action évidente sur la production de la phthisie. Vingt années se sont écoulées entre la dernière couche et les premiers accidents thoraciques; et pendant ce long intervalle, la santé a été bonne. Si les grossesses qui se sont succédé à époques rapprochées pendant vingt ans, si les lactations prolongées qui ont suivi chacune d'elles, ont exercé sur l'organisme une influence fâcheuse, celle-ci a été insensible et s'est confondue avec les autres causes débilitantes qui se trouvent ici réunies : la malade elle-même n'en a pas eu conscience.

OBSERVATION XXVI.

Scrofule; rhumes fréquents; privations; grossesse à 16 ans; pas d'action sur la santé générale; phthisie vingt ans plus tard.

Marguerite V..., veuve J..., âgée de 36 ans, marchande, entre, le 6 novembre 1865, à l'hôpital de la Charité, salle Saint-Vincent, n° 12, service de M. Monneret.

Cette femme ne se connaît aucun antécédent de famille ; elle a eu à plusieurs reprises de l'ophthalmie chronique; pas d'engorgement ganglionnaire; en 1861, à la suite d'une chute, elle a eu un abcès de la tête qui a duré six mois; elle a de tout temps été sujette à tousser. Elle a eu à subir des privations et des fatigues de tout genre. Elle a toujours été mal réglée et perd en blanc, surtout depuis six mois. Elle a eu à 16 ans une grossesse qui a été bonne ainsi que ses couches et suites de couches. Il y a six mois qu'elle a été prise d'une toux devenue très-fréquente deux mois plus tard et qui dure depuis; avec douleur dans le côté gauche de la poitrine et dans le milieu du dos; expectoration d'abord rare, puis abondante; jaune au début, blanche ensuite; pas d'hémoptysie; inappétence, nausées, fièvre, sueurs nocturnes; pouls, 112, faible et petit; amaigrissement et affaiblissement depuis cinq mois. On trouve une faiblesse extrême du bruit respiratoire avec matité, augmentation des vibrations thoraciques et retentissement de la voix dans les fosses sus et sous-épineuses gauches.

La grossesse n'a exercé dans ce cas aucune influence sensible sur le développement de la phthisie; puisque, malgré une prédisposition aux accidents thoraciques, des privations nombreuses, un état chlorotique indiqué par les troubles menstruels, la malade n'est devenue tuberculeuse que seize ans après sa couche, et que dans l'intervalle son état n'a présenté aucun signe qui accusât l'action de la gestation.

OBSERVATION XXVII.

Tempérament lymphatico-sanguin ; fatigues; grossesse à 19 ans ; pas d'action sur la santé générale ; phthisie à 37 ans; mort.

Victoire-Marie R..., âgée de 38 ans, couturière, entre, le 14 août 1865, à l'hôpital de la Charité, salle Sainte-Marthe, n° 19, service de M. Beau, remplacé par M. Parrot.

D'un tempérament lymphatico-sanguin, cette femme ne connaît dans sa famille personne qui soit sujet à tousser. Elle ne présente elle-même aucun antécédent diathésique; elle n'a eu ni fièvre grave, ni fluxion de poitrine; elle n'a pas toussé jusqu'en juin 1864. Toujours suffisamment nourrie, elle a beaucoup travaillé. Pendant quatre ans elle a été privée de sommeil, ne dormant que de minuit à trois heures du matin; depuis un an elle a fait moins d'excès de veille; pas de chagrins vifs. Réglée à 15 ans, elle l'a été régulièrement jusqu'en juin 1864; pas de pertes blanches. Elle est devenue enceinte à 18 ans; sa grossesse s'est bien passée : pas de vomissements, pas de ptyalisme. Elle est accouchée à sept mois et demi d'un enfant qui a vécu 9 jours; le travail a duré très-peu de temps; il n'y a eu aucun accident, et les suites de couches ont été très-bonnes. Les règles sont revenues un mois après la couche, et, depuis, il n'y a pas eu de douleur abdominale. La santé de la femme R... n'a paru souffrir en rien de sa gestation ni de son accouchement. Elle n'avait jamais été malade, lorsque le 14 juin 1864, se trouvant en parfaite santé, elle a été refroidie à la suite d'une chute dans l'eau. Dès le lendemain elle a commencé à tousser et à ressentir une douleur vive dans le côté gauche de la poitrine, avec gêne considérable de la respiration; il existait en même temps tous les signes d'une angine : douleur de la gorge, gêne pour avaler. Elle avait de la fièvre qui dura une semaine environ, et elle dut s'aliter pendant douze jours. La toux persista quatre mois, sèche, quinteuse, nauséeuse, fréquente, surtout le jour, par le froid, les temps orageux. Respiration gênée par la douleur thoracique; pas d'oppression, pas d'expectoration, pas d'hémoptysie. Intégrité des fonctions digestives ; pas de fièvre, pas de sueurs, pas de céphalalgie ; insomnie. Vers le milieu d'octobre, tous ces symptômes disparurent, et la malade reprit sa santé habituelle. Mais, au bout d'un mois, sans cause connue, elle recommença de tousser. La toux a duré, depuis, fréquente, surtout la nuit. Expectoration abondante, d'abord blanche, puis jaune, puis verte; crachats nauséeux. Du reste, intégrité des fonctions digestives, pas de fièvre ; la douleur thoracique et la gêne de la respiration n'avaient pas reparu. Le 13 février 1865, il survint une exacerbation. La malade eut pendant deux jours d'abondantes hémoptysies; depuis, elle a craché deux ou trois fois quelques filets de sang. En même temps la douleur thoracique gauche se montra de nouveau et avec elle la gêne de la respiration. Expectoration abondante; quatre crachoirs par jour; crachats verts. Perte de l'appétit; nausées sans vomissements, pas de diarrhée, pas de fièvre, sueurs abondantes, nuit et jour; malaise plus prononcé chaque soir de cinq à huit heures ; pas de battements de cœur; pas d'œdème des jambes; insomnie, affaiblissement et amaigrissement. Cet état alla en s'aggravant petit à petit jusqu'à l'entrée à l'hôpital. Vers le milieu de juillet, frissons toutes les nuits de minuit à une heure, suivis de chaleur et de sueurs; au commencement d'août, douleurs épigastriques durant quinze jours, venant trois ou quatre heures après les repas, avec sensation de brûlure à l'épigastre, gonflement, gêne de la respiration. C'est dans ces conditions que la malade est entrée à l'hôpital le 14 août 1865. Les jours qui suivirent, son état empira; elle fut prise de douleurs rétro-sternales extrêmement pénibles, qui, à la vérité, cédèrent au bout de huit jours. L'appétit se perdit complétement et il survint des vomissements incoercibles. Le 2 septembre, on constatait les signes physiques suivants : *En avant*, sonorité normale sous les clavicules. *A droite*, souffle caverneux et gargouillement dans les deux premiers espaces; voix caverneuse, quelques râles humides dans le troisième espace; rien au-dessous. *A gauche*, gros râles muqueux dans le premier espace, à la fin de l'inspiration. *En arrière*, diminution de sonorité dans les fosses sus et sous-épineuses des deux côtés. *A droite*, expiration très-prolongée, souffle rude non caverneux aux deux temps avec retentissement très-prononcé de la voix qui n'est pas soufflée dans les fosses sus et sous-épineuses. *A gauche,* mêmes signes; seulement, souffle plus rude dans la fosse sus-épineuse et dans le tiers supérieur de la fosse sous-épineuse ; au-dessous, souffle à l'inspiration dans les deux cinquièmes moyens du poumon; respiration rude. La région hépatique est douloureuse; le foie volumineux déborde les fausses côtes de un à deux travers de doigt. Le pouls est à 108, petit, faible, régulier. L'état alla en s'aggravant de plus en plus : la toux, cependant, diminua un peu, mais l'appétit ne se releva pas, l'amaigrissement s'accrut, et la faiblesse devint excessive : la mort arriva vers la fin de septembre. Pendant les dix derniers jours, la malade avait éprouvé des douleurs lancinantes dans les membres inférieurs depuis les pieds jusqu'aux hanches; douleurs continuelles, spontanées, mais s'exacerbant par la pression, qui arrachaient des cris et empêchaient tout sommeil; il n'y avait pas d'œdème. Il y avait en même temps une sensation de froid dans tout le membre inférieur.

Nous voyons dans cette observation s'écouler près de dix-neuf ans entre l'accouchement et les premiers accidents thoraciques ; pendant tout ce temps la santé a été très-bonne; la malade n'avait du reste en rien souffert de la gestation et de la puerpéralité. Ce n'est qu'après de longues années de travaux excessifs et très-durs, comme les travaux des champs; surtout après des veilles prolongées que les tubercules se sont développés. La phthisie ne peut donc être ici rattachée d'une manière appréciable à la grossesse. Si celle-ci a exercé une action débilitante, l'organisme était encore assez fort à cette époque pour la supporter sans qu'il apparût aucun signe morbide et elle a été insensible.

OBSERVATION XXVIII.

Grossesse compliquée de pleuro-pneumonie; pas d'action sur la santé générale; phthisie treize ans et demi après.

Louise-Jeanne G....., âgée de 37 ans, femme de chambre, entre, le 6 novembre 1863, à l'hôpital Saint-Antoine, salle Sainte-Marguerite, n° 33, service de M. Goupil.

Cette femme, qui ne présente aucun antécédent héréditaire, n'a jamais eu ni affection scrofuleuse, ni affection rhumatismale. Elle a toujours été convenablement nourrie, et quoique ayant beaucoup travaillé, elle s'est trouvée dans d'assez bonnes conditions hygiéniques. Réglée à 16 ans, elle a vu régulièrement jusque il y a vingt mois. A 21 ans, elle est devenue enceinte ; pendant sa gestation, elle a eu une pleuro-pneumonie gauche dont elle s'est, du reste, parfaitement remise. Sa grossesse s'est passée sans autre complication ; ses couches ont été bonnes, ainsi que ses suites de couches, et sa santé ne s'en est nullement ressentie. Il y a vingt mois, elle a commencé à être mal réglée, et depuis trois mois, elle a cessé de voir. Il y a dix-huit mois, elle contracta une toux qui depuis ne l'a pas quittée, avec gêne de la respiration venant par accès ; douleur thoraco-dorsale ; sans expectoration ni hémoptysie ; peu d'appétit ; vomissements par la toux ; alternative de diarrhée et de constipation ; fréquemment de la fièvre le soir ; un affaiblissement et un amaigrissement notables. Pendant les six premiers mois de 1862, cette femme eut à supporter des fatigues considérables, et son état empira ; la toux devint plus intense ainsi que l'oppression ; les digestions se firent mal, la fièvre revint plus souvent. Dans le courant de 1863, elle eut deux attaques de dysentérie qui l'affaiblirent encore, l'une en septembre, l'autre en octobre derniers ; et lorsqu'elle entre dans le service de M. Goupil, le 6 novembre 1863, on constate une toux quinteuse très-fréquente, une oppression continuelle avec exacerbations, une expectoration muco-purulente peu abondante, des frissons et de la fièvre le soir, des sueurs la nuit ; pas d'appétit ; de la pesanteur épigastrique après les repas ; de la diarrhée alternant avec de la constipation ; des vomissements provoqués ordinairement par la toux ; un état de maigreur et de faiblesse très-prononcé ; de la matité et des râles humides sous la clavicule droite ; une inspiration rude avec expiration très-faible sous la clavicule gauche ; des râles humides dans les fosses sus et sous-épineuses des deux côtés, plus nombreux à gauche.

Le développement de la phthisie ne peut évidemment ici se rattacher à la grossesse, puisque treize ans et demi se sont écoulés entre l'accouchement et les premiers phénomènes morbides et que pendant tout ce temps la santé a été très-bonne.

OBSERVATION XXIX.

Tempérament lymphatico-sanguin ; scrofule ; mauvaise hygiène ; deux grossesses à 20 et 21 ans ; pas d'action sur la santé générale ; phthisie à 32 ans et demi ; mort au bout de dix mois.

Louise G....., âgée de 33 ans, domestique, entre, le 17 avril 1865, à l'hôpital de la Charité, salle Sainte-Marthe, n° 1, service de M. Beau.

D'un tempérament lymphatico-sanguin, d'une forte constitution, d'une santé habituellement bonne, cette femme ne connaît dans sa famille personne qui ait présenté des signes de scrofule ou de tubercules. Elle n'a eu elle-même d'autre antécédent scrofuleux qu'un engorgement ganglionnaire vers l'âge de 10 ans; pas d'ophthalmie chronique; pas de rhumatisme; pas d'hystérie; elle n'a jamais été sujette à tousser. Soumise jusque il y a trois ans à de mauvaises conditions hygiéniques, mal nourrie, travaillant beaucoup, elle a eu depuis une alimentation convenable, mais toujours autant de fatigues et elle a été exposée à de nombreux refroidissements.

Elle a eu, à 19 et à 20 ans, deux grossesses qui, sauf quelques vomissements les premiers mois, se sont passées, ainsi que les couches et les suites de couches, sans aucun accident. Sa santé n'a, du reste, paru souffrir en rien de ces deux gestations consécutives.

En avril 1864, à la suite d'un refroidissement, elle a eu pendant quinze jours des douleurs épigastriques sans toux. Vers le milieu de novembre 1864, après un nouveau refroidissement, elle a été prise d'une toux qui a duré depuis; gêne pour respirer; douleur épigastrique; appétit conservé; diarrhée fréquente; sueurs; perte de l'embonpoint et des forces. Vers le milieu de janvier 1865, elle a craché du sang pendant quinze jours, et en même temps la toux est devenue plus fréquente et a provoqué des vomissements qui n'ont cessé que par l'administration de l'huile de foie de morue. Il y a un mois environ (mars 1865), l'appétit s'est perdu; enfin, depuis une vingtaine de jours, à la suite d'une émotion vive, la toux a été quinteuse, extrêmement pénible, surtout la nuit; l'oppression très-considérable; expectoration jaune abondante; inappétence complète; pas de vomissements; diarrhée; frissons et fièvre le soir; sueurs la nuit; insomnie; maigreur et faiblesse extrêmes. C'est dans cet état que la malade se présente à l'hôpital où l'on constate à l'entrée, outre les symptômes précédents, de la matité dans les fosses sus et sous-épineuses gauches, dans la fosse sus-épineuse droite et sous la clavicule gauche dans les trois premiers espaces; de l'expiration prolongée et des râles humides sous la clavicule droite dans les deux premiers espaces; et du souffle à l'inspiration dans les trois premiers espaces intercostaux gauches en avant; du gargouillement avec pectoriloquie dans la moitié supérieure du poumon gauche; des râles humides dans la fosse sus-épineuse et dans la partie supérieure de la fosse sous-épineuse droites avec retentissement de la voix au même niveau. Le pouls est à 108 et la faiblesse extrême.

Cette femme passa environ un mois dans le service sans qu'il y eût amélioration sensible; cependant l'oppression était moindre et les forces en partie revenues; mais l'inappétence persistait, la toux était plus fréquente; elle provoquait de temps à autre des vomissements; il y avait toujours de la diarrhée, les signes physiques restaient les mêmes. La malade demanda sa sortie; elle rentra un mois et demi plus tard, salle Saint-Vincent, où elle mourut quelques jours après son entrée, dans le dernier degré de marasme.

On ne peut dans le cas qui nous occupe attribuer à la grossesse aucune action marquée sur la production de la phthisie, puisque plus de dix années se sont écoulées entre la seconde couche et l'apparition des premiers symptômes thoraciques ; que pendant tout cet intervalle la santé a été bonne, et que particulièrement il n'y a eu aucune manifestation pulmonaire. Si les deux grossesses qu'a eues la malade en deux ans, ont exercé sur l'organisme leur action débilitante, cela a été d'une manière insensible. Aucune altération prochaine ne s'est manifesté dans la santé générale, et cette cause prédisposante s'est confondue avec les autres éléments d'affaiblissement, sans que rien vînt révéler son influence spéciale.

OBSERVATION XXX.

Hérédité fraternelle probable ; lymphatisme ; grossesse à 22 ans ; affection puerpérale de six mois ; fièvre typhoïde à 24 ans : affaiblissement prolongé ; excès alcooliques à 31 ans ; perte de l'appétit ; phthisie à 32 ans ; mort à 34.

Suzanne H......, âgée de 34 ans, couturière, est entrée, le 4 juillet 1865, à l'hôpital de la Charité, salle Sainte-Marthe, n° 15, service de M. Beau.

D'un tempérament lymphatico-sanguin, d'une santé assez bonne avant 20 ans, cette femme est née de parents bien portants ; et de huit frères ou sœurs qu'elle a eus, elle n'en connaît qu'un, âgé de 40 ans, qui tousse habituellement et est très-maigre. Elle a toujours suivi un assez bon régime hygiénique jusque il y a trois ans. Elle n'a pas eu de fatigues excessives, pas de veilles, et elle a été convenablement nourrie. Elle n'a jamais été sujette à tousser ; elle n'a pas eu d'ophthalmie chronique, pas d'engorgement ganglionnaire ; pas de rhumatisme, pas d'attaque ni de boule hystérique ; pas de fluxion de poitrine ; elle a été réglée régulièrement à partir de 14 ans ; pas de pertes blanches. Elle est devenue enceinte à 22 ans. Sa grossesse a été bonne, et son accouchement naturel ; mais elle a eu, à la suite de sa couche, pendant six mois, une inflammation des annexes de l'utérus qui lui a laissé des douleurs abdominales pendant trois ans. A 23 ans elle eut un abcès à la lèvre et un autre au genou. A 24 ans, elle fit une fièvre probablement typhoïde qui a été très-grave, l'a tenue alitée pendant cinq à six mois, et à la suite de laquelle elle est restée pendant cinq ans dans un état de faiblesse prononcée. Cependant sa santé, depuis 28 ans, s'était remise complétement et elle avait repris de l'embonpoint. Il y a trois ans, elle fit pendant trois mois des excès alcooliques (vin) et son appétit disparut. Jusque-là elle n'avait pas toussé. Il y a deux ans, à la suite d'un refroidissement, elle contracta une toux qui, depuis, a duré sans interruption, avec amaigrissement et perte des forces. Il y a neuf mois, elle fit de nouveaux excès alcooliques (eau-de-vie, 1 litre et demi par jour) pendant six mois. Son appétit se perdit bientôt et elle eut des vomissements. Depuis six mois, les règles, qui l'année précédente étaient très-pâles, ont disparu. Lorsqu'il y a trois mois, la malade cessa de boire, elle tomba tout à fait; la toux s'exacerba; elle fut prise de douleurs dans le dos, les épaules, la partie antéro-supérieure gauche du thorax; oppression considérable; crachats jaunes, verts depuis quinze jours; peu d'appétit; vomissements moins fréquents que les six mois précédents; diarrhée, deux selles par jour, liquides, non sanglantes, non glaireuses; frissons fréquents le matin durant une ou deux heures; chaleur, sueurs peu abondantes; laryngite; pas de céphalalgie; sommeil conservé, maigreur et faiblesse extrêmes. L'examen physique donne les signes suivants : *à la percussion, en avant, à gauche*, matité presque complète dans toute la hauteur; *à droite*, dans la moitié supérieure : *en arrière*, dans la fosse sus-épineuse *droite*; le côté *gauche* est peu sonore dans toute la hauteur en arrière, surtout dans la moitié supérieure. *A l'auscultation, en avant, à droite*, quelques râles humides sous la clavicule à l'inspiration; *à gauche*, gros râles humides sous la clavicule; au-dessous, souffle caverneux avec gargouillement par la toux; au-dessous, râles humides. *En arrière, à gauche*, râles humides au sommet et au-dessous, depuis l'épine de l'omoplate jusqu'en bas, respiration très-faible, presque nulle; *à droite*, râles humides avec souffle dans la fosse sus-épineuse; quelques craquements avec respiration très-faible au sommet de la fosse sous-épineuse; au-dessous, respiration plus forte qu'à gauche. Retentissement des bruits du cœur à droite, en avant. Douleurs à la pression des quatre premiers espaces intercostaux en avant à droite et à gauche; douleurs arthralgiques dans les membres supérieur et inférieur droits, ayant débuté le lendemain de l'entrée. Cette femme resta trois mois dans le service : son état parut d'abord s'améliorer un peu, puis elle retomba et devint progressivement de plus en plus malade. Le 4 octobre, elle dut quitter la salle qu'on faisait évacuer et fut transportée salle Saint-Vincent, où elle mourut dans le courant d'octobre.

La grossesse n'a point été, dans le cas qui nous occupe, la cause prédisposante principale du développement des tubercules, puisqu'elle a devancé l'apparition de la phthisie d'au moins neuf ans. A-t-elle eu une action indirecte sur l'organisme? On ne saurait l'affirmer, car si l'on peut très-bien considérer comme ayant amené la tuberculisation, la série d'affections morbides qu'a traversées la malade de vingt-deux à vingt-huit ans, aucun fait pathologique ne vient révéler l'action isolée de la gestation. Si donc ici elle a agi, cela a été d'une manière que l'on ne saurait apprécier, en débilitant l'organisme, en le prédisposant aux affections chroniques ; et surtout en donnant naissance ultérieurement à une maladie abdominale qui a laissé des traces pendant trois années. Son influence en tout cas a été beaucoup moins puissante que celle de la fièvre typhoïde qui est venue un peu plus tard.

OBSERVATION XXXI.

Hérédité ; lymphatisme ; santé chétive ; toux habituelle ; mauvaise hygiène ; grossesse à 16 ans ; pas d'action sur la santé générale ; phthisie sept années après l'accouchement.

Elisa B....., âgée de 25 ans, sans profession, entre, le 10 avril 1863, à l'hôpital Saint-Antoine, salle Sainte-Marguerite, n° 34, service de M. Goupil.

D'un tempérament lymphatique, d'une constitution faible, d'une mauvaise santé habituelle, cette femme a perdu sa mère poitrinaire et a un frère malingre et toussant toujours. Son enfance a été maladive ; elle a eu une fièvre typhoïde et à plusieurs reprises des érysipèles de la face avant l'âge de 16 ans. De tout temps elle a été sujette à tousser. Convenablement nourrie et se trouvant dans de bonnes conditions d'hygiène jusqu'à 16 ans, elle a souffert de 16 à 21 ans, de privations de tout genre, d'excès de travail, de chagrins, etc. De 21 à 25 ans, elle a eu une alimentation suffisante, a très-peu travaillé, mais a fait beaucoup d'excès. Elle a été convenablement réglée jusqu'à 21 ans. A 16 ans, elle est devenue enceinte ; sa grossesse ne s'est compliquée d'aucun accident, quoique elle ait été soumise, pendant sa durée, à un détestable régime. Elle est accouchée à terme, d'un enfant qui vit encore, mais qui tousse, est maigre, a le ventre gros, des vomissements, de la diarrhée. L'accouchement et les suites de couches ont été bonnes ; seulement, à partir de cette époque, la malade a toujours vu en blanc, sans, du reste, éprouver aucune douleur abdominale ou utérine. Après comme pendant sa gestation, elle continua à tousser fréquemment, mais pas plus souvent qu'auparavant. Sa santé, en un mot, ne paraît pas s'être ressentie de l'influence de la grossesse ou de la puerpéralité. Pendant les quatre années qui suivirent, elle se maintint à peu près dans le même état, toujours au milieu de mauvaises conditions hygiéniques. Il y a quatre ans, la menstruation se troubla, les règles furent irrégulières ; puis à la suite d'un excès, il survint une hémoptysie, qui se reproduisit à plusieurs reprises pendant deux ans. Depuis un an, la toux est continuelle ; et il y a quatre mois, elle a beaucoup augmenté ; respiration courte, douleur peu intense derrière le sternum, fièvre tous les soirs, sueurs la nuit, appétit diminué mais non complétement perdu, pas de vomissements, pas de diarrhée ; laryngite chronique avec raucité de la voix ; amaigrissement notable et perte des forces. Tel est l'état que l'on constate lors de l'entrée à l'hôpital et l'on trouve en outre de la matité dans les fosses sus et sous-épineuses droites ; de l'expiration prolongée dans les deux premiers espaces intercostaux sous la clavicule droite ; de la faiblesse très-grande du bruit respiratoire avec expiration prolongée et soufflante et quelques craquements dans la fosse sus-épineuse droite ; retentissement de la voix. Rien au cœur, souffle vasculaire du cou.

Cette malade était prédisposée de toute façon aux tubercules, par son hérédité, par les fatigues qu'elle avait eu à supporter, et cette prédisposition était accusée par la toux fréquente à laquelle elle était sujette. Cependant ce n'est que quatre ans après sa grossesse qu'elle se met à cracher du sang et seulement sept ans après sa couche que la toux devient continuelle. Encore dans cet intervalle y avait-il eu de nouvelles fatigues. La grossesse n'a donc aucune part évidente dans le développement de la phthisie. Il est cependant une action qu'elle semble avoir exercée sur l'organisme, action indiquée par l'apparition d'une leucorrhée qui n'existait pas auparavant. Cette leucorrhée, qui ne s'accompagnait pas de symptômes utérins, paraît avoir été l'indice d'un état d'affaiblissement produit par la gestation.

OBSERVATION XXXII.

Tempérament lymphatico-nerveux ; constitution chétive ; grossesse ; pas d'action
évidente sur la santé ; phthisie six ans plus tard.

Elise M..., âgée de 23 ans, dévideuse de soie, entre, le 13 novembre 1865, à l'hôpital de la Charité, salle Saint-Vincent, n° 8, service de M. Monneret.

Maigre et pâle, d'un tempérament lymphatico-nerveux, d'une constitution médiocre, résistant peu à la fatigue, mais d'une santé habituellement bonne, cette femme ne connaît personne qui tousse dans sa famille. A Paris depuis cinq mois, elle n'a pas eu de privations ; alimentation convenable, pas de fatigues excessives, pas de veilles prolongées, chagrins vifs. Elle n'est pas sujette à s'enrhumer ; angines et coryzas fréquents ; pas de gourme, pas d'ophthalmie chronique, pas d'engorgement ganglionnaire, pas de rhumatisme, pas d'attaque ni de boule hystérique, pas d'accident vénérien ; une rougeole étant enfant ; en mars 1864,

deux abcès de la joue qui ont duré quatre mois, et à la suite desquels il est resté
un grand affaiblissement. Réglée à 12 ans, la malade l'a toujours été régulièrement ; pas de pertes blanches. A 16 ans, elle est devenue enceinte ; sa grossesse
a été bonne ainsi que ses suites de couches. Elle est accouchée à terme d'un
enfant qui vit ; il n'y a eu aucun accident, et après sa santé a été la même qu'auparavant. Elle a été prise, il y a deux mois seulement (commencement de septembre 1865), sans cause connue, de toux avec douleur rétro-sternale, oppression, peu d'expectoration, quelques filets de sang dans les crachats six semaines
après le début ; inappétence sans nausées, ni vomissements, ni diarrhée ; fièvre
le soir les jours qui précèdent l'entrée ; amaigrissement et affaiblissement
n'ayant apparu qu'au bout de six semaines. Le 13 novembre 1864, jour de l'entrée dans le service, on constate, outre les symptômes précédents, des râles
obscurs par la toux sous la clavicule gauche, sans retentissement de la voix ; un
peu de submatité dans la fosse sus-épineuse gauche, avec râles sous-crépitants
et faiblesse du bruit respiratoire au même niveau, sans retentissement de la voix.
Rien à droite. Prolongement du premier bruit du cœur à la pointe ; pouls à 92,
petit, faible et régulier ; pas de douleur ; de l'urticaire sur les jambes, les
bras et la figure depuis huit jours. La maladie a été très-légère les six premières semaines ; elle a empiré à la fin d'octobre ; elle reste stationnaire depuis l'entrée à l'hôpital, où la femme M... se trouve encore actuellement
(1er janvier 1866.)

Chez cette malade, la phthisie a éclaté six ans après l'accouchement, et dans l'intervalle la santé a été bonne. La grossesse n'a
donc pas exercé d'influence manifeste sur le développement de
l'affection pulmonaire. En fait de cause prédisposante, nous ne
trouvons ici en dehors du tempérament que les deux abcès de la
face qui sont survenus en 1864, ont duré quatre mois et ont laissé
après eux un grand affaiblissement. La gestation, si elle a agi, l'a
fait d'une manière insensible et sans manifestations pathologiques.

OBSERVATION XXXIII.

Hérédité ; lymphatisme ; excès de fatigues ; grossesse ; pas d'action sur la santé générale ; trois ans plus tard, rhumes fréquents ; au bout de dix mois, phthisie.

Flore C..., âgée de 26 ans, bandagiste, entre, le 26 juillet 1863, à l'hôpital
Saint-Antoine, salle Sainte-Marguerite, n° 31, service de M. Goupil.

D'un tempérament lymphatique, cette femme a perdu sa mère et une sœur poitrinaires. Elle a toujours eu un travail dur et beaucoup de fatigue ; pas de privations. Elle s'est de tout temps bien portée et n'offre aucun antécédent scrofuleux. Réglée à 16 ans, elle a vu régulièrement jusqu'il y a quatre mois. A 20 ans, elle devint enceinte ; sa grossesse, ses couches et ses suites de couches se passèrent sans accident. Son enfant est mort à 2 ans et demi. Après sa couche, sa santé a été aussi bonne que précédemment, jusqu'il y a environ dix-huit mois, époque à laquelle elle contracta des rhumes fréquents. Depuis dix mois, elle a une toux peu intense, sans hémoptysie, avec une expectoration jaune, purulente, médiocrement abondante. Respiration courte et gênée, point douloureux dans le côté gauche, douleur épigastrique ; diminution de l'appétit ; pas de vomissements, pas de diarrhée, pas de fièvre. Cet état persista à peu près sans changement sept ou huit mois ; seulement la maigreur et la faiblesse devinrent de plus en plus prononcées. Les règles avaient disparu six mois après le début de la toux. Deux mois plus tard, c'est-à-dire vers le milieu de mai 1863, il y eut une recrudescence de tous les symptômes : la toux augmenta ainsi que l'oppression ; l'appétit se perdit complétement ; pas de vomissements ; diarrhée ; frissons répétés ; chaleur le soir ; sueurs la nuit ; fièvre ; insomnie ; amai-grissement et affaiblissement considérables. C'est dans ces conditions que la malade entre dans le service de M. Goupil, le 31 juillet 1863, et l'on constate les signes physiques suivants : *à la percussion, en avant, à gauche*, matité dans toute la hauteur, surtout en bas ; *à droite*, sonorité normale ; *en arrière, à gauche*, matité dans toute la hauteur. *A l'auscultation, en avant, à gauche*, respiration soufflante aux deux temps dans le tiers supérieur ; râles humides dans le tiers moyen ; *à droite*, souffle aux deux temps sous la clavicule ; pas de râles ; *en arrière, à gauche*, souffle caverneux, presque amphorique ; gargouillement dans tout le tiers supérieur ; râles humides et souffle au-dessous ; *à droite*, souffle aux deux temps et gargouillement moins prononcé qu'à gauche.

Nous voyons ici s'écouler entre l'accouchement et la prédisposition aux rhumes contractée par la malade dix-huit mois avant son entrée à l'hôpital, un intervalle de plus de trois ans pendant lequel la santé n'a point été altérée ; la grossesse n'a donc dans ce cas exercé aucune influence évidente sur le développement de la phthisie. C'est à l'hérédité et aux fatigues prolongées que revient la plus grande part d'action. Il est possible que la gestation ait agi dans le même sens ; mais aucun fait pathologique n'est venu le prouver.

OBSERVATION XXXIV.

Hérédité; lymphatisme ; scrofule ; rhumes fréquents ; mauvaise hygiène ; grossesse
à 23 ans ; pas d'action sur la santé générale ; phthisie trois ans et demi après l'accouchement.

Lucie C....., âgée de 28 ans, couturière, entre, le 4 janvier 1864, à l'hôpital
Cochin, salle Saint-Philippe, n° 1, service de M. Woillez.

D'un tempérament lymphatique, cette femme, dont le père est phthisique
a de tout temps été sujette à s'enrhumer. Pendant son enfance, elle a eu de
l'engorgement ganglionnaire, surtout rétro-cervical ; pas d'ophthalmie chronique, pas de douleurs rhumatismales. Convenablement nourrie ; elle a toujours eu un travail excessif et dur et a été exposée à de nombreux refroidissements. A 20 ans, elle a commencé d'être gênée pour respirer.
Réglée régulièrement à 17 ans, elle voyait augmenter l'oppression lors de chaque
époque menstruelle. Elle est devenue enceinte à 23 ans ; elle a eu une grossesse
sans complication, est accouchée à terme après un travail de trois jours, et a
ressenti à la suite pendant deux mois de vives douleurs abdominales ; depuis
lors, elle n'a éprouvé aucun trouble utérin ; elle n'avait pas souffert, d'ailleurs,
de la gestation ni de la puerpéralité ; elle continua comme auparavant d'être
sujette aux rhumes et à l'oppression. Il y a trois ans et demi, à 27 ans, elle a été
prise d'une toux qui n'a plus cessé ; en même temps l'oppression augmenta, il
survint de la douleur dans le dos et derrière le sternum ; de la sensibilité à la
pression du côté gauche de la poitrine en avant ; expectoration muco-purulente
souvent aérée et spumeuse ; battements de cœur sans œdème ; frissons suivis de
chaleur et de sécheresse de la peau ; pas de sueurs ; inappétence ; vomissements
par la toux ; pas de diarrhée ; pertes blanches ; amaigrissement et affaiblissement
progressifs ; peu de sommeil ; céphalalgie fréquente. Cet état alla en empirant peu
à peu ; la toux et l'oppression devenant plus pénibles, les forces et l'embonpoint
se perdant de plus en plus, la fièvre revenant plus souvent ; il y a environ un
mois, pendant quinze jours, hémoptysies suivies de quinze jours de métrorrhagie.
Lors de l'entrée à l'hôpital, on constate outre les symptômes précédents, les
signes physiques suivants : matité sous les clavicules, surtout à gauche ; expiration prolongée et râles sibilants des deux côtés dans toute la hauteur, plus prononcés à gauche ; râles humides et gargouillement sous la clavicule gauche, dans
les quatre premiers espaces intercostaux. Matité dans les fosses sus et sous-épineuses des deux côtés ; expiration prolongée dans la fosse sus-épineuse droite,
prolongée et soufflante avec retentissement de la voix dans la fosse sus-épineuse gauche et au sommet de la fosse sous-épineuse du même côté. Râles sibilants aux deux bases. Pouls à 100. Peau sèche et chaude. Rien au cœur.

Dans ce cas la grossesse a précédé de quatre ans le début des accidents thoraciques; pendant cet intervalle, comme durant la gestation, la santé est restée ce qu'elle était auparavant, c'est-à-dire faible, avec tendance aux rhumes et oppression habituelle, mais sans qu'aucun symptôme nouveau vînt révéler une aggravation de l'état général. Si donc la gestation a eu une part quelconque dans la production des tubercules, son influence s'est exercée insensiblement et s'est confondue avec les autres causes prédisposantes, telles que l'hérédité et les conditions hygiéniques. Mais son action ne s'est en aucune façon manifestée d'une manière évidente.

OBSERVATION XXXV.

Scrofule ; mauvaise hygiène ; deux grossesses en cinq ans ; pas d'action sur la santé générale ; début de la phthisie trois ans plus tard.

Léonie P....., âgée de 35 ans, polisseuse sur argent, entre, le 27 juillet 1865, à l'hôpital de la Charité, salle Saint-Bazile, n° 21, service de M. Pelletan.

Cette femme, que j'examine le 9 septembre 1865, me raconte les faits suivants : Abandonnée par ses parents, à l'âge de 15 mois, elle ne peut donner aucun renseignement sur ses antécédents héréditaires. A 15 mois, elle a eu la variole; pas de gourme étant enfant; engorgement ganglionnaire cervical ayant suppuré vers 10 ans ; ophthalmies chroniques fréquentes jusqu'à 17 ans; abcès de la main à 25 ans; à plusieurs reprises, éruptions d'acné et de furoncles, coryzas répétés l'été, quelques angines légères et de peu de durée; pas de rhumes; pas de douleurs dans les jointures; pas de fièvre typhoïde; pas de fluxion de poitrine; de tout temps, battements de cœur et accès de douleurs gastralgiques, prenant environ tous les quinze jours sous forme de crampes et durant deux ou trois jours; pas d'antécédent vénérien; pas d'attaque ni de boule hystérique. La malade a toujours été bien nourrie, sauf il y a quatorze ans, l'année qui a précédé sa première grossesse. Jusqu'il y a quatre ans, elle a été polisseuse sur argent, métier pénible et l'exposant à absorber des poussières de blanc d'Espagne et de rouge d'Angleterre; depuis quatre ans, elle est casquettière, et même dans ce dernier état, elle a remarqué que la poussière lui faisait mal. Elle a beaucoup travaillé et a fait des excès de veilles pendant deux ou trois ans, il y a de cela sept ans. Il y a deux ans environ, elle a habité une année un logement humide, et durant ce temps, elle a éprouvé dans le cou, le dos et les épaules, des douleurs mobiles qui depuis ne se sont pas reproduites. Elle n'a jamais eu de chagrins vifs. Réglée à 14 ans, elle l'a toujours été régulièrement; pas de pertes blanches. Elle est devenue enceinte une première fois à 21 ans; sa grossesse a été bonne; elle n'a pas toussé, n'a eu ni vomissement ni salivation. Bonnes couches et bonnes suites de couches. Elle a nourri son enfant qui est mort au bout de six semaines. Ses règles ont été, à partir de cette époque, plus abondantes. A 27 ans, elle est redevenue enceinte. Sa seconde grossesse ne s'est compliquée non plus ni de vomissements, ni de ptyalisme, ni de toux. Elle est accouchée à terme; ses couches et ses suites de couches se sont passées sans accidents; elle n'a pas nourri, et son enfant est mort à 5 mois, de la variole. Entre ces deux gestations, à 24 ans, alors qu'elle commençait d'apprendre son état de polisseuse, elle se mit à maigrir sans cause connue, sa santé d'ailleurs restant bonne, et cet amaigrissement augmenta progressivement jusqu'en 1861. Elle était en pleine santé quand, le 16 avril 1861, à la suite d'un refroidissement, elle fut prise de frissons, sueurs, courbature, malaise général, point dans le côté gauche qui nécessitèrent un repos de deux jours au lit. Au bout de huit jours, elle toussa plus fort et depuis quatre ans cette toux a toujours été en croissant jusqu'à l'entrée à l'hôpital. En même temps il existait, depuis le début de la maladie, une douleur dans le côté gauche de la poitrine à la base en avant qui n'augmentait que par la fatigue, et une autre douleur sous la clavicule et dans la fosse sus-épineuse gauches qui ne se produisait que par la toux; expectoration séreuse abondante depuis un an après le début, mêlée de crachats jaunes lors de l'entrée à l'hôpital. Quatre mois après le commencement de l'affection, hémoptysies qui se sont reproduites très-fréquemment jusque dans ces derniers temps et qui pendant toute l'année 1862 constituaient de véritables vomissements de sang. Ce sont ces vomissements qui ont porté l'atteinte la plus marquée à l'état des forces. Oppression épigastrique et respiration courte depuis avril 1861 jusqu'à présent. Le 25 décembre 1863, à la suite de refroidissements prolongés, laryngite chronique avec raucité de la voix, qui, ainsi que la toux, est souvent presque éteinte. Dès les premiers accidents, l'appétit a diminué des deux tiers environ; il est resté ensuite à peu près stationnaire; après les repas, l'oppression est plus forte, il y a des quintes de toux qui provoquent des vomissements. Ces vomissements datent de 1862; du reste, les digestions ont été pénibles depuis le début des symptômes morbides, s'accompagnant de vives douleurs épigastriques. Pas de douleurs abdominales; pas de diarrhée; à partir de septembre 1861, il s'est montré des frissons irréguliers durant environ une demi-heure, suivis de chaleurs; sueurs les quinze derniers jours; pas de battements de cœur; pas d'œdème des jambes; souvent douleurs lancinantes dans les tempes; peu de sommeil à cause de la toux. Depuis le commencement de la maladie, la menstruation est troublée : elle a d'abord cessé quatre mois, puis elle a été assez régulière pendant quelque temps, et ensuite tout à fait irrégulière, les règles venant quelquefois à deux ou trois reprises dans le mois, et d'autres fois restant quatre mois sans paraître. Pas de flueurs blanches. L'amaigrissement que la femme P..... avait remarqué depuis sept ans environ, a tout à coup augmenté lorsqu'elle est tombée malade; depuis lors, il s'est accru progressivement ; les forces n'ont commencé à diminuer qu'en 1862, lors des vomissements de sang. Telle est l'histoire de la malade jusqu'à son entrée à l'hôpital. Depuis qu'elle y est, elle va mieux ; la toux est moins forte, la voix moins voilée, l'expectoration plus facile ; les douleurs de côté moins vives ; seulement l'appétit n'est pas meilleur ; les forces et l'embonpoint diminuent toujours. Quand je l'examine, six semaines après l'entrée, je constate les signes physiques suivants : *A la percussion, en avant, à gauche,* une matité absolue dans les quatre premiers espaces où la percussion est très-douloureuse ; *à droite,* sonorité normale ; *en arrière, à gauche :* de la matité dans les fosses sus et sous-épineuses, dans toute la moitié supérieure du poumon environ, avec douleur très-vive à la percussion ; *à droite,* matité dans la fosse sus-épineuse. *A l'auscultation, en avant, à gauche :* souffle caverneux avec gargouillement dans les trois premiers espaces ; au-dessous, souffle à l'inspiration jusque vers le milieu de la hauteur ; voix soufflée peu retentissante, son timbre étant naturellement voilé ; *à droite,* respiration normale sans retentissement de la voix. *En arrière, à gauche,* souffle caverneux dans la fosse sus-épineuse et à la partie supérieure de la fosse sous-épineuse, gargouillement au-dessous, allant en diminuant et en se changeant en râles sous-crépitants de plus en plus rares jusqu'à la base. Voix caverneuse dans les fosses sus et sous-épineuses ; *à droite,* souffle caverneux sans râles, voix soufflée dans la fosse sus-épineuse ; souffle à l'inspiration dans la fosse sous-épineuse sans râles. Rien à la base. Rien au cœur ; foie ne débordant pas le rebord costal. Pouls à 96, régulier, médiocrement faible et large, maigreur peu prononcée. Douleurs spontanées, s'exacerbant par la pression, dans les espaces intercostaux gauches, en avant et sur le côté. Depuis janvier 1865, il existe des douleurs sciatiques gauches.

Ici encore nous voyons la grossesse n'avoir aucune part appréciable dans le développement du tubercule. La femme dont nous venons de rapporter l'observation est scrofuleuse, d'une santé assez chétive, sujette à des battements de cœur et à des douleurs gastralgiques ; elle a été à plusieurs reprises exposée à des privations, à des excès de travail, de veilles surtout, respirant constamment des poussières dont elle constatait le mauvais effet. Dans ces conditions elle devient deux fois enceinte à cinq ans de distance. Mais ces deux gestations qui, ainsi que les couches et les suites de couches, se passent sans aucune complication, laissent après elles la santé aussi parfaite qu'auparavant. Dans l'intervalle, il est vrai, la malade commence à maigrir, et cet amaigrissement ne cessera plus; mais elle-même en indique la cause : il s'est montré lorsqu'elle a appris son état de polisseuse; il n'a aucun rapport avec les grossesses; il débute longtemps après la première et il n'est pas notablement influencé par la seconde. Les premiers accidents thoraciques n'apparaissent que trois ans après la seconde couche et rien pendant ces trois années ne permet de les rattacher à cette seconde gestation. Est-ce à dire pour cela que parmi toutes les causes d'affaiblissement dont l'ensemble a constitué la prédisposition morbide, la grossesse ne doive pas être compté? Nous ne le pensons pas. Nous voulons seulement faire remarquer qu'aucun signe particulier n'indique son influence.

OBSERVATION XXXVI.

Lymphatisme; scrofule; grossesse; pas d'action sur la santé générale; fièvre typhoïde de six mois, un an plus tard; fièvre pseudo-intermittente de trois mois; phthisie vingt-deux mois après l'accouchement.

Clarisse Q.. .., âgée de 29 ans, domestique, entre, le 19 janvier 1865, à l'hôpital de la Charité, salle Sainte-Marthe, n° 11, service de M. Beau.

D'un tempérament lymphatique, cette femme, dont les parents n'offrent pas d'antécédents tuberculeux, a eu de la gourme et de l'ophthalmie chronique jusqu'à l'âge de 6 ans; elle n'a pas fait d'autre maladie jusqu'en 1864. De tout temps, elle a beaucoup travaillé; venue à Paris en 1856, elle y a pendant deux ans été très-mal nourrie; elle a été régulièrement réglée de 13 à 28 ans; quelques pertes blanches depuis qu'elle est à Paris. Dans le courant d'avril 1862, elle devient enceinte; elle eut une grossesse exempte de toute complication; pas de vomissements; pas de ptyalisme. Elle accoucha en janvier 1863 d'un enfant qui mourut six semaines après d'une affection aiguë. Elle eut de bonnes couches et de bonnes suites de couches; et sa santé ne se ressentit en rien de l'influence puerpérale. Au commencement de 1864, elle fit une fièvre typhoïde qui, avec la convalescence, dura six mois; elle ne reprit jamais ses forces et son embonpoint. Elle recommença à travailler un mois, puis elle eut, sans cause connue, pendant trois mois, des accès de fièvre pseudo-intermittente tierce, venant tous les deux jours à cinq heures du soir et durant dix à onze heures. Depuis, sa santé ne s'est pas remise; elle n'avait jamais été enrhumée et n'avait encore eu aucun symptôme thoracique. Mais, lorsque les fièvres commencèrent, elle devint sujette à

des accès d'oppression qui n'augmentaient ni par la marche, ni par les odeurs.
Un mois après la cessation des accidents fébriles qui avaient laissé une grande
faiblesse, elle fut prise d'une toux très-fréquente surtout la nuit : crachats
jaunes; pas d'hémoptysie; pas de douleurs thoraciques ; douleurs au niveau
des insertions diaphragmatiques lors des quintes de toux ; appétit capricieux ;
pas de nausées ; pas de vomissements ; diarrhée; quatre ou cinq selles par jour,
quelquefois mêlées de sang; fièvre; œdème des jambes et des parois abdominales.
L'amaigrissement et la faiblesse qui avaient toujours été en croissant depuis la
fièvre typhoïde, se prononcèrent de plus en plus; suppression complète des
règles à partir de la même époque. Vers les premiers jours de janvier 1865, l'état
empira notablement; pendant quatre ou cinq jours, il y eut des frissons presque
continuels ; la toux fut plus forte, l'oppression extrême; persistance des autres
symptômes. Lors de l'entrée dans le service, le 19 janvier, la malade était à demi
asphyxiante; les lèvres et les joues étaient violacées, le pouls à peine sensible,
très-petit, très-faible, à 136, la peau froide; il y avait un œdème considérable
des jambes et des parois abdominales avec un peu d'ascite ; pas de vomissements ;
toujours de la diarrhée; faiblesse excessive; insomnie. A l'examen physique, on
trouvait de la matité aux deux sommets ; avant et arrière, surtout à droite, du
souffle aux deux temps, avec râles sibilants et petits gargouillements très-nombreux dans les deux tiers supérieurs des deux poumons en avant et en arrière ;
rien au cœur. Nous manquons de renseignements sur ce qui se passa ultérieurement.

L'accouchement, dans ce cas, a eu lieu un an et demi avant le
début de la phthisie, et pendant cet intervalle ainsi que pendant
la durée de la gestation, aucun symptôme thoracique n'est apparu
et la santé générale n'a pas paru se ressentir de l'action puerpérale. On ne peut donc ici attribuer aucune influence sensible à la
grossesse. La grande cause prédisposante paraît avoir été la fièvre
typhoïde; jamais la malade ne s'en est remise, et c'est un mois
après sa convalescence, qu'a débuté, sans qu'on ait pu constater
aucune influence palustre, une fièvre pseudo-intermittente tierce,
à accès nocturnes, compliquée de fréquents étouffements. Quatre
mois après le début de cette fièvre, tous les symptômes de la phthisie éclataient; et au bout de quelques semaines on constatait des
tubercules pulmonaires au troisième degré et un état général des
plus graves. Avant de terminer, nous appellerons l'attention sur
la nature de ces fièvres qui ont précédé d'un mois le début de la

toux. L'absence de toute influence paludéenne, l'anomalie des
accès qui sont nocturnes, leur coïncidence avec un état d'oppression habituel, doivent à Paris, surtout où les fièvres franchement
intermittentes sont relativement peu communes, rendre suspects
ces accès pseudo-intermittents. Il n'est pas rare de les rencontrer
au début de la phthisie ; et l'on est autorisé à se demander s'ils ne
se lieraient pas à la production du tubercule ; surtout lorsqu'au
lieu de la forme intermittente, ils prennent la forme rémittente.
Nous avons été à même, pendant notre internat, d'observer plusieurs cas de ce genre.

Les treize observations précédentes nous ont montré la grossesse
sans action constatable sur la production de la phthisie ; et il suffit
pour demeurer convaincu du peu d'influence sensible qu'a exercé
la gestation dans ces différents cas, de rapprocher la date du
dernier accouchement de celle du début des accidents thoraciques;
si l'on y ajoute l'histoire pathologique des malades pendant cet
intervalle, il devient évident que l'évolution tuberculeuse ne se
rattache pas d'une manière appréciable à la grossesse. En effet
nous trouvons :

Obs. 24. Une seule grossesse à dix-huit ans ; la phthisie se
déclare à cinquante-cinq ans, trente-six ans après l'accouchement
pendant ces trente-six années, la malade, sujette de tout temps aux
angines et aux coryzas, a une fièvre typhoïde à vingt-huit ans,
une fluxion de poitrine à quarante-cinq ans, une fièvre mal caractérisée à cinquante et un an, des douleurs épigastriques avec
vomissements revenant à époques irrégulières de cinquante à
cinquante-cinq ans, des migraines répétées, un peu de toux à
chaque période menstruelle : toutes affections sans aucun rapport
avec la grossesse et qui n'ont du reste exercé sur la phthisie aucune
action sensible.

Obs. 25. Sept grossesses, la première à dix-huit ans, cinq
ensuite à deux ans et demi d'intervalle chaque, une sixième à

trente-six ans, la septième à trente-huit ans ; la phthisie apparaît à cinquante-huit ans, vingt ans après la dernière gestation ; et nous ne constatons, en fait de maladie intercurrente, qu'un état d'inappétence pendant l'année qui précède l'affection pulmonaire ; à part cela la santé a toujours été bonne.

Obs. 26. Une grossesse à seize ans ; la phthisie se montre à trente-cinq ans et demi, dix-neuf ans après l'accouchement ; à trente et un ans un abcès de la tête, suite de traumatisme qui dure six mois, puis des rhumes fréquents et des ophthalmies chroniques qui ont existé de tout temps, bonne santé du reste.

Obs. 27. Une grossesse à dix-huit ans ; début de la phthisie à trente-sept ans, dix-neuf ans plus tard ; pas de maladie dans l'intervalle.

Obs. 28. Une grossesse à vingt et un ans, pendant laquelle survient une pleuro-pneumonie gauche qui guérit parfaitement ; début de la phthisie à trente-cinq ans et demi, treize ans et demi après l'accouchement ; pendant ces treize années, deux dysentéries, de trente-cinq à trente-six ans.

Obs. 29. Deux grossesses à dix-neuf et à vingt ans ; la phthisie commence à trente-deux ans et demi, onze ans après la seconde couche ; à trente-deux ans, la malade éprouve pendant quinze jours des douleurs épigastriques par suite d'un refroidissement ; pas d'autre maladie.

Obs. 30. Une grossesse à vingt-deux ans ; la phthisie se déclare à trente-deux ans, neuf ans après l'accouchement ; à vingt-trois ans un abcès au genou et un abcès à la tête ; à vingt-quatre ans fièvre typhoïde de six mois qui laisse après elle de l'affaiblissement pendant cinq années ; enfin, peu de temps avant l'explosion des symptômes thoraciques, de l'inappétence liée à des excès alcooliques.

Obs. 31. Une grossesse à seize ans, phthisie à vingt-quatre ; à partir de vingt et un ans, la malade ne voit plus ses règles, elle devient sujette à avoir des hémoptysies ; mais entre l'accouchement et ces derniers accidents, il s'était écoulé quatre années pendant lesquelles la santé avait été très-bonne.

Obs. 32. Une grossesse à seize ans; phthisie à vingt-deux ans et dix mois, six ans et demi après la gestation; à vingt-deux ans deux abcès de la joue ayant duré quatre mois et beaucoup affaibli la malade; angines et coryzas fréquents, mais de tout temps et pas plus après la grossesse qu'auparavant.

Obs. 33. Une grossesse à vingt ans; phthisie à vingt-cinq ans, plus de quatre ans après l'accouchement; rhumes fréquents pendant les huit mois qui précèdent l'affection pulmonaire.

Obs. 34. Une grossesse à vingt-trois ans; phthisie à vingt-sept ans et demi, un peu moins de quatre ans après l'accouchement; rhumes fréquents auxquels la malade était sujette de tout temps; depuis vingt ans, trois ans avant la grossesse, respiration courte, aux époques menstruelles surtout.

Obs. 35. Deux grossesses à vingt et un et à vingt-sept ans; phthisie à trente et un ans et demi, trois ans et demi après la seconde couche; entre les deux grossesses, la malade avait eu des abcès de la main probablement scrofuleux; de tout temps elle a été sujette à des battements de cœur, à des coryzas et à des accès de douleur gastralgique; du reste, santé bonne.

Obs. 36. Une grossesse à vingt-six ans et demi; phthisie vingt-deux mois après l'accouchement, vers la fin de 1864; mais la malade avait fait en janvier 1864 une fièvre typhoïde de six mois dont elle ne s'est jamais remise complétement, à la suite trois mois de fièvre pseudo-intermittente à accès nocturnes; c'est un mois après ces fièvres pseudo-intermittentes qu'ont apparu les premiers signes des tubercules. D'aileurs entre la couche et la fièvre typhoïde la santé avait été parfaite, il n'y avait eu aucun symptôme de maladie ni même d'affaiblissement, en sorte que, malgré le peu de temps qui s'est écoulé entre la grossesse et la phthisie, on ne peut pas attribuer à la première plus d'action sur la seconde que dans les autres cas, puisqu'elle n'a laissé aucune trace de son passage; la fièvre typhoïde paraît avoir eu ici une influence prépondérante.

Dans ces treize cas, du reste, la grossesse n'avait porté aucune atteinte à la santé générale; et nulle part nous ne trouvons ces signes de chloro-anémie que nous avons si souvent constatés dans les autres séries. Nous signalerons cependant (obs. 31) de la leucorrhée sans autre trouble utérin, leucorrhée qui persiste depuis la couche jusqu'à la phthisie. C'est le seul signe morbide que l'on ait constaté pendant quatre années au bout des quelles il est survenu de l'aménorrhée, de la tendance à tousser et des hémoptysies qui ont duré jusqu'à l'établissement définitif de la phthisie, trois ans plus tard. Faut-il voir dans cette leucorrhée un premier indice de débilitation générale due à la grossesse ? Le fait, s'il est possible, est au moins fort douteux.

Et pourtant si dans les cas qui précèdent, la gestation a produit si peu d'effets sur la santé, ce n'est pas qu'elle ait été exempte de complications. Nous avons parlé de la pleuro-pneumonie gauche survenue dans le cours de la grossesse (obs. 28). La femme de l'obs. 25 devient sept fois enceinte, et chaque fois elle vomit pendant les neuf mois. Nous trouvons aussi quelques vomissements les premiers mois (obs. 29). L'accouchement, arrivé douze fois à terme et une fois à sept mois et demi (obs. 27), n'a pas été non plus sans amener d'accidents consécutifs. Ainsi (obs. 30), il se déclare à sa suite une affection péri-utérine de six mois, avec des douleurs persistant trois années, sans autre retentissement d'ailleurs sur la santé générale qui n'est atteinte par la phthisie que neuf ans plus tard. Il a également existé (obs. 34) une affection utérine puerpérale qui ne dure que deux mois et guérit parfaitement. La lactation elle-même est venue s'ajouter à la grossesse dans deux cas. Nous voyons (obs. 24) la malade nourrir son enfant vingt-deux mois et un enfant étranger quatre mois ; et celle de l'obs. 25 qui a sept grossesses, a aussi sept lactations, trois de deux ans, quatre de quinze mois. Il y a encore une lactation de six semaines après la première grossesse (obs. 35). Nous savons déjà qu'il s'est présenté trois cas de multiparité : deux gestations à dix-neuf et à vingt ans (obs. 29), deux gestations à vingt et un et à vingt-sept ans (obs. 35) et sept gestations de dix-huit à trente-huit ans (obs. 25). En un mot, la grossesse présente chez les treize dernières femmes des conditions à peu près semblables à celles que nous avions rencontrées antérieurement. Ce n'est donc point là qu'il faut chercher la raison de son innocuité apparente. Nous ne la trouverons pas davantage dans l'examen des antécédents. En effet, sur treize cas, cinq fois on constate une hérédité scrofuleuse ou tuberculeuse : (obs. 24), mère morte poitrinaire à trente-trois ans; obs. 30, frère maigre et toussant; obs. 31, mère morte poitrinaire, frère toussant, enfant de sept ans, maigre, chétif, toussant, avec le ventre gros, de la diarrhée, des vomissements; obs. 33, mère et sœur mortes poitrinaires; obs. 34, père phthisique. Sept fois l'hérédité est complétement négative; une fois (obs. 35), nous n'avons pu avoir de renseignements. Le tempérament était lymphatique dans quatre cas (obs. 31, 33, 34, 36), lymphatico-sanguin dans cinq autres, lymphatico-nerveux une seule fois (obs. 32); trois fois il n'en est pas fait mention (obs. 26, 28, 35). Le tempérament lymphatique a donc été prédominant. La constitution, dont il n'est pas parlé dans six observations (obs. 26, 28, 33, 34, 35, 36), était forte cinq fois (obs. 24, 25, 27, 29, 30) et faible deux fois (obs. 31 et 32). La menstruation a été régulière quatre fois jusqu'au début de la maladie ou jusqu'à la ménopause, une fois (obs. 31) jusque trois ans avant la phthisie, et lorsqu'elle se dérangea, il apparut de la tendance à tousser et des hémoptysies; une fois (obs. 26), elle a toujours été irrégulière. Nous ferons remarquer que dans l'obs. 24, la phthisie a éclaté une année après la ménopause. Il a existé de la leucorrhée trois fois, une fois (obs. 26) de tout temps, mais plus abondamment à partir de la phthisie; une autre fois (obs. 36) pendant les neuf années qui ont précédé le debut de la maladie. Nous avons déjà parlé du troisième cas (obs. 31), où des flueurs blanches se sont montrées à partir de la couche et ont persisté huit ans jusqu'aux premières manifestations pulmonaires.

Les conditions hygiéniques sont aussi dans ce quatrième groupe d'observations à peu près les mêmes que celles des trois premières séries. Six fois l'alimentation a été insuffisante : de tout temps (obs. 25 et 26); jusque trois ans avant la phthisie, qui se déclare onze ans après la dernière couche (obs. 29); jusque quatorze ans et les années qui précèdent la tuberculisation (obs. 24); de vingt à vingt et un ans (obs. 35), c'est-à-dire un peu avant la première grossesse et dix ans avant la phthisie; de vingt à vingt-deux ans (obs. 36), chez une femme qui devient enceinte à vingt-six ans et demi et poitrinaire à vingt-neuf. Sept fois le régime alimentaire a été convenable. Onze fois sur treize, nous trouvons un travail excessif; dix fois il l'a été de tout temps; et une fois (obs. 31) de seize à vingt et un an, la malade est devenue enceinte à seize ans et tuberculeuse à vingt-quatre. Deux fois (obs. 30 et 32), il a été modéré. Je compte trois fois des excès de veilles (obs. 24, 27 et 35), les trois fois postérieurement à la grossesse; deux fois (obs. 30 et 31) des excès alcooliques, également postérieurs à la gestation. Chez la première de ces deux malades, ils ont précédé la phthisie de quelques mois; ils n'ont pas duré longtemps, mais ils étaient poussés très-loin, et ils ont amené un état d'inappétence qui a dû puissamment aider au développement de la tuberculisation. Quatre fois il y a eu des chagrins violents dans les derniers temps qui ont précédé la phthisie, mais bien après la grossesse (obs. 24, 25, 30 et 32). Cinq fois les malades ont eu à souffrir de refroidissements fréquents et prolongés, une fois (obs. 35) seulement pendant la phthisie, quatre fois (obs. 24, 26, 29, 34) pendant un temps indéterminé. Enfin l'une des malades (obs. 35), polisseuse sur argent, de vingt-quatre à trente et un ans, puis casquettière de trente et un à trente-cinq ans, a toujours été exposée à absorber des poussières; elle a commencé à maigrir dès qu'elle a appris son premier état; à cette époque elle avait déjà eu une première grossesse, mais il y avait deux ans et demi qu'elle était accouchée, et depuis sa santé avait toujours été bonne, et son embonpoint était resté intact. Elle remarquait, du reste, elle-même que plus elle était exposée aux poussières, moins bien elle se portait. La plupart de ces mauvaises conditions se sont trouvées réunies chez six malades (obs. 24, 25, 26, 27, 29, 35), et aucune n'a eu une hygiène complétement convenable. Je ferai remarquer, en outre, que si les excès de veilles, de boissons, les chagrins, sont postérieurs à la grossesse, la mauvaise alimentation et les fatigues dues au travail existaient auparavant.

La santé habituelle antérieurement à la grossesse est indiquée bonne dans huit cas, mauvaise deux fois (obs. 31 et 34). Il n'en est pas parlé dans trois observations (obs. 26, 28, 35). Cinq fois, nous avons trouvé des signes de scrofule précoce (obs. 26, 29, 34, 35, 36). Ce sont des ophthalmies chroniques de tout temps (obs. 26); de l'engorgement ganglionnaire à dix ans (obs. 29), et pendant toute l'enfance (obs. 34); de l'engorgement ganglionnaire suppuré à dix ans, de l'ophthalmie chronique à quinze ans, des abcès de la main à vingt-cinq ans, des éruptions furonculeuses et acnéiformes de tout temps (obs. 35); de l'engorgement ganglionnaire et de l'ophthalmie chronique à six ans (obs. 36). Une seule fois (obs. 34), ces manifestations scrofuleuses coïncidaient avec une hérédité tuberculeuse du côté du père et avec une santé habituellement mauvaise. Dans les huit autres cas nous n'avons pas rencontré de signes certains de scrofule avant la phthisie. Nous trouvons encore antérieurement à la gestation quelques affections diverses; une rougeole pendant l'enfance (obs. 24 et 32); une variole à huit ans (obs. 25); une fièvre typhoïde pendant l'adolescence (obs. 31); une variole à quinze mois (obs. 35). La malade de l'obs. 31 a eu également de l'érysipèle de la face à plusieurs reprises étant jeune fille. Nous avons déjà parlé des palpitations cardiaques et des douleurs gastralgiques de l'obs. 35; des migraines de l'obs. 24; des angines et des coryzas répétés des obs. 24 et 32; des rhumes fréquents des obs. 26, 31 et 34. Mais en dehors de ces dernières affections qui indiquent une susceptibilité dangereuse des voies respiratoires, les autres n'ont pu avoir qu'une influence très-secondaire sur la santé générale. Nous remarquerons seulement que le même fait s'était déjà produit dans les observations des trois premières séries, où nous avons rencontré un ensemble de maladies intercurrentes en général d'une importance médiocre.

Ce ne sont donc pas les conditions au milieu desquelles la grossesse est apparue qui pourront nous rendre compte du peu de retentissement qu'elle a eu sur l'organisme. Nous retrouvons dans ces derniers cas, aussi bien que dans les précédents, la prédisposition héréditaire chez toutes les malades, et chez beaucoup d'entre elles une hygiène défectueuse et des complications variées résultant de la gestation ou de la puerpéralité. Comment donc expliquer cette différence d'action dans les deux ordres de cas? Aucun signe direct ne nous permet de le faire. La marche de la phthisie ne nous fournit à cet égard pas plus de renseignements que l'examen des antécédents. Elle ne présente rien de particulier, rien qui puisse indiquer la cause prédisposante ayant eu la plus grande part dans sa production. Elle a débuté cinq fois à la suite de refroidissements (obs. 24, 27, 29, 30, 35), dans les autres cas, sans cause occasionnelle connue; trois fois (obs. 24, 27, 35) par des accidents aigus; dix fois elle a été chronique d'emblée. Puis on constate une série d'exacerbations et de rémissions naissant quelquefois sous l'influence de circonstances appréciables, le plus souvent sans raison connue. Quatre fois la maladie s'est terminée par la mort, au bout de dix mois (obs. 25), de quinze mois (obs. 27), de neuf mois (obs. 29), de deux ans (obs. 30). Une fois il y a eu de l'amélioration au bout de quatre mois (obs. 24); une fois (obs. 35), l'évolution tuberculeuse suivait une marche lentement croissante depuis quatre ans; une autre fois (obs. 32), nous avons laissé la malade en traitement, lorsque nous avons quitté l'hôpital; les accidents existaient depuis deux mois et demi. Dans les autres cas, nous n'avons de renseignement ni sur la durée ni sur la terminaison de l'affection.

Nous avons déjà parlé des maladies intercurrentes qui s'étaient manifestées entre l'accouchement et le début des symptômes pulmonaires. Nous avons vu que, dans un certain nombre de cas, elles avaient eu sur la santé générale un effet des plus fâcheux. C'est là surtout, je crois, et dans la persistance des mauvaises conditions hygiéniques, ou même dans leur apparition, postérieurement à la grossesse, lorsqu'elles n'existaient pas auparavant, qu'il faut chercher la raison déterminante de la tuberculisation. Les différents éléments de débilitation se mêlent, du reste, le plus souvent de façon qu'il serait impossible de préciser la part qui revient à chacun d'eux dans la production et la marche du tubercule. Il serait tout aussi difficile de dire pourquoi la phthisie a commencé si peu de temps après la grossesse dans quelques cas, tandis que dans d'autres elle a été si longue à apparaître ; d'autant plus que les malades chez lesquelles elle a été le plus tardive sont souvent celles que leur régime et les maladies antécédentes auraient semblé devoir prédisposer le plus énergiquement.

Nous allons, avant de terminer, indiquer dans le résumé suivant, ainsi que nous l'avons fait pour les séries précédentes, comment les causes de débilitation se sont groupées dans les différents cas ; nous trouvons :

Obs. 24. Mère poitrinaire ; tempérament lymphatico-sanguin ; mauvaise nourriture jusque quatorze ans ; travail excessif de tout temps ; mauvais traitements pendant l'enfance, angines et coryzas fréquents, toux sèche à chaque période menstruelle. Grossesse à 18 ans ; lactation de 22 mois, pas d'action sur la santé générale ; fluxion de poitrine à 45 ans ; veilles et chagrins depuis 49 ans ; logement froid ; douleurs gastralgiques avec vomissements depuis 50 ans ; fièvre sans caractère à 51 ans ; ménopause à 53 ans ; début de la phthisie à 54 ans, par un état aigu qui dure trois semaines, puis marche continue et amélioration au bout de quatre mois.

Obs. 25. Tempérament lymphatico-sanguin ; mauvaise alimentation de tout temps ; travail excessif depuis l'âge de 10 ans ; sept grossesses de 18 à 38 ans, avec vomissements pendant toute leur durée : sept lactations, trois de deux ans, quatre de quinze mois ; pas d'action sensible sur la santé générale ; ménopause à 42 ans ; chagrins de 55 à 59 ans ; à 57 ans (décembre 1863), inappétence, puis amaigrissement et affaiblissement. Phthisie à 58 ans (décembre 1864) ; mort dix mois après le début de la maladie.

Obs. 26. Menstruation irrégulière de tout temps ; leucorrhée ; privations et fatigues de toutes sortes et toujours ; scrofule ; rhumes fréquents ; grossesse à 16 ans ; pas d'action sur la santé générale; phthisie 19 ans plus tard; cinq mois après, constatation du premier degré.

Obs. 27. Tempérament lymphatico-sanguin; travail excessif et dur de tout temps; grossesse à 18 ans; accouchement à sept mois et demi; pas d'action sensible sur la santé; veilles de 30 à 33 ans; phthisie à 37 ans; début par des accidents aigus; mort au bout de quinze mois.

Obs. 28. Travail excessif; grossesse à 21 ans avec pleuro-pneumonie gauche complétement guérie; troubles menstruels à 34 ans et demi; deux mois après, début de la phthisie; exacerbation sept mois plus tard, à la suite de fatigues; nouvelle exacerbation huit mois après, consécutivement à deux dysentéries; pas de renseignements sur la marche ultérieure de la maladie.

Obs. 29. Tempérament lymphatico-sanguin; scrofule; mauvaise nourriture; travail excessif; refroidissements fréquents; deux couches à 20 et à 21 ans; quelques vomissements au début de la grossesse; pas d'action sur la santé générale; quinze jours de douleurs gastralgiques à 32 ans; phthisie à 32 ans et demi; début à la suite de refroidissement; mort au bout de dix mois.

Obs. 30. Hérédité fraternelle, tempérament lymphatico-sanguin; grossesse à 22 ans; affection puerpérale de six mois avec trois ans de douleurs abdominales; à 23 ans, abcès du genou et de la lèvre; à 24 ans, fièvre typhoïde de six mois avec quatre ans d'affaiblissement; à 31 ans, chagrins et excès alcooliques pendant trois mois, perte de l'appétit; à 32 ans, phthisie : nouveaux excès alcooliques, nouveaux troubles digestifs à 33 ans; exacerbation de la maladie, puis marche continue; mort deux ans après le début.

Obs. 31. Mère poitrinaire, frère toussant, enfant de 7 ans maladif; lymphatisme; mauvaise santé; rhumes fréquents; grossesse à 16 ans; excès de travail de 16 à 21 ans, et excès de tout genre de 21 à 25 ans; leucorrhée persistant, sans autre trouble utérin, depuis l'accouchement; hémoptysie et dysménorrhée depuis 21 ans; début de la phthisie à 24 ans; exacerbation au bout de huit mois, puis marche continue. Pas de renseignements sur la terminaison.

Oʙs. 32. Tempérament lymphatico-nerveux; aspect chétif; pâleur et maigreur; angines et coryzas fréquents; grossesse à 16 ans; deux abcès de la joue à 22 ans, ayant duré quatre mois et laissé un grand affaiblissement; phthisie à 22 ans et 10 mois; deux mois après, constatation du deuxième degré.

Oʙs. 33. Mère et sœur poitrinaires; lymphatisme; travail dur et excessif; grossesse à 20 ans; à 24 ans, rhumes fréquents pendant huit mois, puis début de la phthisie; aménorrhée au bout de six mois; exacerbation au bout de huit; entrée à l'hôpital au bout de dix mois; pas de renseignements ultérieurs.

Oʙs. 34. Père phthisique; lymphatisme, scrofule, santé mauvaise; travail dur et excessif, refroidissements fréquents; rhumes à partir de 20 ans, oppression habituelle, plus forte aux époques menstruelles; grossesse à 23 ans; deux mois d'affection puerpérale; à 27 ans et demi, début de la phthisie; marche croissante pendant deux mois et demi; à cette époque, hémoptysies, puis métrorrhagie, pendant quinze jours; pas de renseignements ultérieurs.

Oʙs. 35. Scrofule; travail excessif et dur; mauvaise alimentation de 20 à 21 ans; poussières de 24 à 35 ans; battements de cœur; douleurs gastralgiques tous les quinze jours; coryzas fréquents; deux grossesses à 21 et à 27 ans; six semaines de lactation après la première; pas d'action sur la santé générale. Veilles de 28 à 31 ans; de 24 à 31 ans, amaigrissement progressif attribué aux poussières; logement humide de 33 à 34 ans; début de la phthisie à 31 ans et demi, à la suite d'un refroidissement, par des symptômes aigus qui passent bientôt à l'état chronique; aggravation quatre mois plus tard; laryngite chronique de 33 à 35 ans; marche continue croissante.

Oʙs. 36. Lymphatisme, scrofule; travail dur et excessif; mauvaise alimentation de 20 à 22 ans; grossesse à 26 ans; leucorrhée depuis 20 ans; à 27 ans et quelques mois, fièvre typhoïde de six mois; affaiblissement persistant, puis trois mois de fièvre pseudo-intermittente avec étouffements; un mois plus tard, phthisie à 29 ans; exacerbation au bout d'un mois; entrée à l'hôpital dans un état asphyxique ; pas de renseignements ultérieurs.

Dans toutes ces observations, il n'y a aucun indice saisissable d'une influence fâcheuse exercée par la grossesse : est-ce à dire, pour cela, qu'elle n'a eu aucune action indirecte, éloignée, insensible, sur la phthisie? Nous ne le croyons pas ; nous ne saurions admettre qu'un fait organique, quel qu'il soit, physiologique ou pathologique, n'entraîne point avec lui forcément ses conséquences, quand même il n'apparaîtrait aucune manifestation qui permît de les constater. Or la grossesse est toujours pour la femme, dans quelque condition qu'elle se trouve, une cause puissante de débilitation. Si l'organisme est assez fort, s'il n'est point encore trop épuisé, il résistera ; mais l'effet n'en sera pas moins produit, et, s'il survient d'autres causes d'affaiblissement qui agissent dans le même sens, on pourra voir, souvent très-longtemps après la gestation, éclater des phénomènes morbides qui paraissent n'avoir avec elle aucune relation, mais dans la production desquels il lui revient une part. De ce que le lien nous échappe, nous ne saurions conclure qu'il n'existe pas. Ce que nous devons dire, c'est que, ne saisissant pas de rapport entre les deux faits, nous ne pouvons en rien apprécier le rôle du premier dans l'évolution du second.

VI

RÉSUMÉ GÉNÉRAL.

Nous venons d'examiner séparément et par groupes les 36 observations où nous avons trouvé la phthisie coïncidant avec l'existence actuelle ou antérieure de la gestation ; nous avons discuté les différentes conditions au milieu desquelles l'affection pulmonaire s'est développée, et nous avons tâché d'établir, autant qu'il nous a été possible, le rôle qui revenait à chacune d'elles dans l'évolution de la maladie. Il nous reste à résumer les résultats auxquels nous avons été conduit.

Sur 36 cas, 23 fois la grossesse a exercé une action évidente sur la tuberculisation, 19 fois en la déterminant, 4 fois en hâtant sa marche; 13 fois elle n'a eu aucune part appréciable dans le développement de la phthisie.

Dans les 19 cas où la gestation a déterminé l'apparition des tubercules pulmonaires, nous avons établi la réalité de son action sur les faits suivants : jusqu'à ce qu'elles devinssent enceintes, les malades, quelles que fussent d'ailleurs les conditions dans lesquelles elles se trouvaient, n'avaient présenté aucun signe de phthisie. C'est dans le cours même de la gestation ou peu de temps après sa terminaison que ceux-ci ont apparu, et, dans la plupart des cas, leur explosion a été précédée de symptômes prémonitoires de chloro-anémie qui se rattachaient à la grossesse et persistaient jusqu'à l'établissement des manifestations tuberculeuses. Trois fois seulement (obs. 7, 2 et 3), ces symptômes morbides n'ont pas été indiqués; et encore, dans l'observation 7, y a-t-il eu six grossesses compliquées de vomissements et de ptyalisme, et est-il dit que la cinquième, qui précéda la phthisie, fut plus pénible que toutes les autres. Des troubles digestifs ne peuvent pas avoir duré aussi longtemps sans produire un certain degré d'anémie. Dans les observations 2 et 3, la phthisie a débuté immédiatement après l'accouchement. Dans les quatre cas où la maladie existait avant que la femme devînt enceinte, la grossesse a toujours déterminé une exacerbation soit pendant sa durée, soit immédiatement après son terme.

C'est en nous basant sur l'absence de ces conditions que nous avons conclu à la non-influence sensible de la gestation sur la tuberculisation dans les 13 derniers cas. Dans ces 13 cas en effet, l'affection n'a commencé que longtemps après la grossesse, et dans l'intervalle qui s'est écoulé entre la couche et les premiers symptômes thoraciques, la santé s'est maintenue parfaite; il n'y a eu notamment aucun de ces signes chloro-anémiques dont nous venons de parler. Une seule fois (obs. 31), l'accouchement a laissé à la malade de la leucorrhée sans douleurs utérines; mais nous avons vu que cette leucorrhée n'avait en tout cas qu'une signification douteuse et de peu d'importance.

Ce sont encore les mêmes signes de chloro-anémie qui nous ont permis d'affirmer la nature de l'influence qu'avait la grossesse. Nous avons pu constater ainsi que cette influence était purement débilitante, qu'elle s'exerçait sur tout l'organisme, et que c'était en l'affaiblissant qu'elle amenait l'imminence ou l'exacerbation tuberculeuse. Dans aucun cas, elle n'a produit d'une manière certaine d'effet spécial sur le poumon ; jamais nous n'avons rencontré de phénomène thoracique qu'elle ait paru avoir fait naître directement. Une fois seulement (obs. 14), nous avons remarqué, dès le début de la gestation, une gêne respiratoire qui a précédé de quatre mois l'apparition de la phthisie. Mais nous avons dit que, s'il fallait noter ce fait, cependant il était au moins douteux qu'il résultât de l'action directe de la grossesse, et qu'on pût lui faire jouer dans la production des tubercules le rôle de cause efficiente ; en un mot, la grossesse nous a paru être une condition prédisposant énergiquement à la phthisie et l'aggravant lorsqu'elle existe.

Jamais, dans nos observations, cette condition ne s'est rencontrée seule, elle a toujours été secondée au moins par l'hérédité, soit directe, ressortant des renseignements que nous avons recueillis auprès des malades sur la santé de leurs parents, soit indirecte, résultant de l'examen du tempérament ou de l'apparition de manifestations diathésiques précoces. Sur 23 cas, nous n'avons pu constater que 10 fois l'existence d'antécédents scrofulo-tuberculeux dans la famille. 5 fois nos observations ne contiennent aucune donnée sur ce point, et 8 fois nous avons obtenu des réponses négatives ; mais nous avons eu soin d'établir à cet égard toutes nos réserves, fondées sur l'incertitude des indications de ce genre.

Quant au tempérament, 14 fois il était lymphatique simple, 4 fois lymphatico-sanguin, et 4 fois lymphatico-nerveux. Le tempérament lymphatique prédomine donc partout. La seule femme chez laquelle il n'en est pas fait mention (obs. 16) avait une hérédité des plus accusées. Enfin 11 fois nous avons constaté des accidents scrofuleux développés plus ou moins tôt, et 7 fois ces accidents coïncidaient avec une hérédité scrofuleuse ou tuberculeuse ; en un mot, sur 23 cas, 5 fois seulement il y a absence de manifestations scrofulo-tuberculeuses soit chez la malade, soit dans sa famille; 4 fois nous manquons de renseignements à cet endroit, et 14 fois nous avons constaté l'existence de la scrofule chez les sujets, ou chez leurs parents, ou chez les uns et les autres. Si l'on rapproche ce résultat de ce que nous venons de dire du tempérament, nous croyons pouvoir conclure que, lorsqu'il y a eu une action évidente de la grossesse sur l'évolution de la phthisie, il y avait en même temps une prédisposition congénitale.

L'étude de la constitution nous a été de peu d'utilité : c'est ainsi que sur 23 cas nous l'avons trouvée 15 fois forte et résistante, 6 fois elle était faible; elle n'est pas indiquée dans les autres observations, et pourtant ces malades sont toutes devenues phthisiques, ce qui prouve que les conditions débilitantes unies aux prédispositions héréditaires peuvent toujours dominer un organisme, quelque puissant qu'il soit du reste. La menstruation ne nous a fourni non plus que peu de données : dans tous les cas où elle est notée, nous la trouvons régulière jusqu'à la phthisie ou au moins jusqu'à la grossesse. Quand elle se trouble, c'est sous l'influence d'un de ces deux états, et alors l'altération fonctionnelle se rattache ou à l'affection pulmonaire elle-même ou à ces phénomènes chloro-anémiques dont nous avons parlé, ou enfin à quelque lésion utérine puerpérale. Il en est de même de la leucorrhée, qui n'a existé de tout temps que deux fois (obs. 15 et 16). Les quatre autres fois où elle a été signalée (obs. 5, 10, 7 et 8), elle n'était que temporaire et se rattachait en général à la chloroanémie.

Mais l'élément qui a le plus puissamment aidé l'action de la grossesse après la prédisposition héréditaire, c'est, sans contredit, la mauvaise hygiène. 7 fois seulement sur 23, le régime était à peu près convenable de tout point (obs. 4, 8, 9, 17, 13, 16 et 14). Dans tous les autres cas, nous avons rencontré des conditions plus ou moins défectueuses : alimentation insuffisante, travail excessif et dur, excès de tout genre, chagrins, et même influences professionnelles. 7 fois toutes ces conditions étaient réunies pendant la plus grande partie de la vie (obs. 1, 5, 2, 12, 20, 22, 15); 5 fois elles ont existé surtout, sinon exclusivement, les années qui ont précédé la grossesse ou la phthisie (obs. 10, 3, 11, 18, 23). Parmi les excès les plus fâcheux, nous signalerons les excès de veilles, et aussi les refroidissements prolongés et les températures excessives auxquelles exposent certains métiers (obs. 5, 7, 15 et 19).

Les affections diverses que les malades avaient pu contracter antérieurement à la phthisie et en dehors de la grossesse nous ont paru avoir eu une influence médiocre sur le développement des tubercules; ce sont des fièvres éruptives ou continues qui, pour la plupart, se sont déclarées pendant l'enfance, des attaques de rhumatisme (obs. 22), des accès de fièvre intermittente (obs. 10 et 21), des érysipèles de la face, des battements de cœur (obs. 10, 7 et 17). Ces maladies intercurentes sont survenues, pour la plupart, à une époque éloignée de la phthisie. Quant à celles qui s'en rapprochaient davantage, nous n'avons jamais constaté qu'elles aient exercé sur la marche de la tuberculisation une action bien évidente. Il en est de même des manifestations diathésiques qui, ayant paru dans le jeune âge et n'ayant pas eu de gravité sérieuse, n'ont d'importance que par les prédispositions héréditaires qu'elles accusent. Un intérêt du même genre s'attache aux affections thoraciques antérieures à la phthisie. 3 fois nous avons trouvé des pleurésies: 2 fois à gauche (obs. 3 et 9), 1 fois à droite (obs. 6). 4 fois il y a eu, du côté de la poitrine, des accidents aigus mal caractérisés (obs. 7, 15, 22, 14), désignés par les malades sous le nom de *fluxions de poitrine*. 2 fois (obs. 7 et 15), ils sont survenus peu de temps après une couche, mais jamais à la suite de la dernière grossesse. Toutes ces maladies ont du reste parfaitement guéri, et elles ont toujours apparu à une telle distance de la phthisie qu'à moins de les considérer comme un premier signe de tuberculisation, ce qu'on ne saurait affirmer, elles n'ont pas de valeur réelle dans la question qui nous occupe. Ce qui a plus de gravité, ce sont les rhumes fréquents avec ou sans angines, avec ou sans coryzas, qui ont été notés 6 fois (obs. 5, 15, 17, 22, 21 et 23). Ils indiquent toujours une susceptibilité dangereuse des organes respiratoires, surtout lorsqu'ils se compliquent d'antécédents scrofuleux, comme dans l'observation 23, ou d'antécédents héréditaires, comme dans l'observation 15, ou des deux à la fois, comme dans les observations 5 et 22. La tendance aux angines, aux coryzas et aux laryngites sans bronchite, signalée dans les observations 7 et 12, est un indice de même nature, se rapprochant beaucoup des affections scrofuleuses, sans offrir le danger des bronchites fréquentes, qui, en provoquant une irritation incessante du côté du poumon, chez un sujet prédisposé, ont de plus peut-être l'inconvénient d'être pour le tubercule à la fois cause prédisposante et cause déterminante.

En résumé, parmi les conditions ayant favorisé l'action de la grossesse sur l'évolution tuberculeuse, les deux plus puissantes, en dehors de la gestation elle-même, ont été, dans nos 23 premières observations, l'hérédité et l'hygiène ; elles se sont rencontrées à peu près les mêmes dans les 13 derniers cas, où pourtant la grossesse a été sans influence notable sur la santé générale et sur la phthisie. Nous avons vu dans la discussion à laquelle a donné lieu notre quatrième série de faits que cette innocuité apparente de la gestation ne se rattachait à aucune cause directement appréciable. Elle ne peut être attribuée qu'à la résistance de l'organisme, à cette idiosyncrasie qui résulte pour chaque individu de l'hérédité, du tempérament et de la constitution, et qui a exigé ou la persistance des mêmes influences, ou l'intervention d'influences pathologiques nouvelles, pour produire le résultat auquel la grossesse avait conduit dans les premiers cas.

L'action de la grossesse a été encore favorisée dans un certain nombre des vingt-trois observations où son influence a été constatée, par les complications auxquelles elle a donné naissance : accidents de la gestation, accidents de la puerpéralité, accidents chloro-anémiques consécutifs. Six fois nous avons rencontré des vomissements dans le cours de la gestation (obs. 1, 7, 9, 11, 12, 20), deux fois pendant la première moitié seulement (obs. 11 et 12), une fois tout à fait au début (obs. 9), et trois fois la plus grande partie, sinon tout le temps de la grossesse. Ces trois derniers cas se sont compliqués dans les observations 1 et 20 de douleurs abdominales, et dans l'observation 7 de ptyalisme. Il y a eu également, observation 11, des douleurs abdominales et de la salivation pendant les cinq premiers mois. Les femmes des obs. 1 et 7 ont eu six grossesses, et les accidents ont été en augmentant de longueur et de gravité à chacune d'elles. Il serait bien difficile de préciser la part qui revient dans l'affaiblissement général, et par suite dans la production de la phthisie, à ces troubles divers. Dans les observations 1 et 7, leur action paraît avoir été réelle. Dans les autres cas, elle se confond avec toutes les causes de débilitation.

Il est encore des complications d'un autre genre que nous avons observées dans le cours de la gestation : je veux parler des affections thoraciques. Dans l'obs. 5, la malade a eu pendant les quatre premiers mois une de ces bronchites auxquelles elle était sujette; seulement, celle-ci emprunte une gravité particulière à sa durée d'abord, puis à l'époque où elle a paru, un an avant la phthisie. Il y a eu également une bronchite au dernier mois de la cinquième grossesse chez la femme de l'observation 7, devenue phthisique cinq mois après sa cinquième couche. Dans trois des quatre cas où la phthisie existait avant la grossesse, nous avons vu que celle-ci avait marqué le début d'une exacerbation des symptômes thoraciques, une fois dès son commencement (obs. 20), une fois au quatrième mois (obs. 21), et une fois au cinquième mois (obs. 22). Dans le quatrième cas (obs. 23), l'exacerbation n'a commencé qu'après l'accouchement.

Quant aux phénomènes chloro-anémiques, ils n'ont pu être constatés dans les observations de la troisième série, parce qu'ils se confondaient avec les symptômes de la phthisie. Sur les dix-neuf autres malades, quatre ont eu de l'inappétence avec perte des forces qui s'est montrée dès le début de la grossesse et a duré jusqu'à l'accouchement (obs. 1, 9, 15, 13). Dans l'observation 1, le même phénomène s'est manifesté à chacune des six grossesses. Une autre fois (obs. 18), il a existé pendant toute la gestation une altération et une pâleur de la face des plus prononcées; une fois (obs. 17), des phénomènes nerveux d'abord d'excitation, puis d'hémiplégie, auxquels la malade était prédisposée par son tempérament lymphatico-nerveux. Une fois (obs. 4), nous avons noté de la faiblesse dès le début de la gestation ; trois fois (obs. 8, 19 et 16) cet état d'affaiblissement existait depuis une grossesse antérieure et avait augmenté avec celle qui amena la tuberculisation. Une fois enfin (obs. 14) nous avons rencontré un état d'oppression qui apparut dès que la femme devint enceinte, quatre mois avant le début de la phthisie. Dans les cas où la phthisie n'a éclaté qu'après l'accouchement, ces phénomènes chloro-anémiques ont persisté en général jusqu'au commencement de la maladie pulmonaire, et lorsqu'ils n'existaient pas avant la couche, ils se sont développés immédiatement après (obs. 5, 10, 6). Ainsi que nous l'avons dit plus haut, ils n'ont fait défaut que trois fois (obs. 7, 2 et 3). Une fois ils furent provoqués par un abcès du sein qui se forma douze jours après la couche et dura deux mois et demi (obs. 6). Deux fois (obs. 11 et 12) ils se confondirent avec des affections qui, par leur nature comme par leur longueur, ont eu une gravité toute particulière et ont dû contribuer puissamment au développement de la phthisie. Je veux parler de la fistule anale qui, chez la malade de l'obs. 11, se déclara après la couche, et qui entrait en voie d'amélioration lors du début de la tuberculisation, un an plus tard, et du phlegmon iliaque qui, chez la femme de l'observation 12, dura pendant deux années consécutives, depuis l'accouchement jusqu'à la mort, et nécessita un traitement de quinze mois à l'hôpital. Nous avons encore signalé dans notre troisième série d'autres accidents puerpéraux, qui ont eu moins de gravité, mais n'ont pourtant pas été sans réagir sur la marche du tubercule. C'est d'abord (obs. 22) une péritonite de six semaines, qui a été le point de départ d'une exacerbation de la phthisie ; c'est ensuite (obs. 23) une affection abdominale ayant laissé des douleurs qu'on constatait encore dix mois après. C'est enfin (obs. 20) une métrorrhagie abondante qui, lors du retour de couches, amena une amélioration des symptômes thoraciques. Ce qui fait en tout six cas où les complications puerpérales postérieures à la délivrance ont combiné leur action avec celle de la grossesse.

Dans les treize observations de la quatrième série, ces troubles de la gestation n'ont guère été ni moins fréquents ni moins graves que dans les autres cas, excepté les signes de chloro-anémie, qui ne sont indiqués qu'une seule fois (obs. 31), et encore d'une manière très-douteuse.

En résumé, dans les vingt-trois premiers cas, les accidents puerpéraux, développés pendant ou après la grossesse, ont manifestement aidé sept fois (obs. 1, 6, 7, 11, 12, 22, 23) à l'action de celle-ci sur le développement de l'affection ; mais plus souvent encore nous avons été réduit à supposer leur influence plutôt qu'à la démontrer directement, parce qu'elle se confondait avec celle des autres conditions. Chez les treize dernières femmes, cette influence, unie à celle de la grossesse, ne s'est manifestée par aucun signe appréciable. Quant aux accidents chloro-anémiques produits par la gestation, ils ont joué un rôle capital sur lequel nous n'avons pas à revenir.

L'accouchement, qui s'est toujours passé sans accident, paraît avoir exercé, dans nos observations, une action variable, mais très-rarement heureuse sur la marche de la maladie. Ainsi, dans la première série, il a été deux fois le point de départ des accidents thoraciques et quatre fois le point de départ des accidents chloro-anémiques. Nous noterons en outre que dans l'obs. 7, où il y a eu une grossesse après le début de la phthisie, cette grossesse a amené une exacerbation, et l'accouchement a été suivi d'une nouvelle recrudescence au bout de dix jours. De plus, chez la malade de l'observation 1, il y a eu six grossesses compliquées d'accidents nombreux ; les trois premières couches ont amené une amélioration de l'état général, la quatrième n'a produit aucun changement, et les deux dernières, postérieures au début de la phthtisie, n'ont en rien enrayé la marche de cette affection, qui s'est terminée par la mort peu de jours après la sixième couche. Dans la seconde série l'accouchement n'a que deux fois donné lieu à une exacerbation immédiate, deux fois les accidents sont restés stationnaires pendant quelque temps au moins, une fois il y a eu une amélioration qui a duré et deux fois une amélioration suivie de rechute au bout de huit jours. Dans la troisième série, la délivrance n'a été qu'une fois suivie d'une exacerbation d'emblée; deux autres fois, l'état n'a pas changé. Dans la quatrième série elle n'a eu sur la santé générale d'autre effet que de mettre un terme aux complications de la grossesse et de faire naître celles de la puerpéralité.

En un mot, sur treize fois où l'accouchement s'est fait dans le courant de la phthisie, il a amené une exacerbation quatre fois immédiatement, trois fois au bout de quelques jours; une seule fois il y a eu une amélioration durable; cinq fois l'état n'a pas changé.

Les grossesses ont été multiples quatorze fois : cinq cas appartiennent à la première série, cinq à la deuxième, un à la troisième et trois à la quatrième. Dans les cinq premiers cas on trouve huit grossesses en vingt ans (obs. 2), six en neuf ans (obs. 1), six en treize ans (obs. 7), quatre en trois ans (obs. 8), trois en cinq ans (obs. 4). Deux fois seulement la phthisie a commencé avant la dernière grossesse, une fois quinze mois après la quatrième et il y en a eu six (obs. 1); une fois cinq mois après la cinquième, il y en a eu six également (obs. 7). Les grossesses postérieures à l'affection thoracique ont amené chez ces deux malades une exacerbation. Deux fois (obs. 1 et 8) la chloro-anémie prémonitoire avait débuté à une grossesse antérieure à celle où la maladie a éclaté. Dans l'obs. 1, dès la première grossesse; nous trouvons des signes d'anémie qui vont en augmentant à chaque gestation jusqu'à la quatrième, après laquelle la malade devient poitrinaire. Dans l'obs. 8 la faiblesse a commencé avec la troisième grossesse, pour augmenter à la quatrième et c'est six mois après cette dernière que la tuberculisation à débuté. Dans les cinq cas suivants (seconde série d'observations), nous avons noté cinq grossesses en huit ans (obs. 16), trois en trois ans (obs. 19), deux en trois ans (obs. 15), deux en cinq ans (obs. 14), deux en dix ans (obs. 13).

Chez toutes ces malades, la phthisie s'est déclarée dans le courant de la dernière grossesse ; deux fois il existait des signes d'affaiblissement général depuis une grossesse antérieure. Une fois (obs. 16), ces signes s'étaient montrés à partir de la troisième couche et la maladie pulmonaire a éclaté dans le courant de la cinquième gestation. Une autre fois la faiblesse a apparu après la deuxième couche, et la tuberculisation un mois avant la troisième. L'observation de la troisième série obs. 21) présente trois grossesses en onze ans ; la phthisie commence cinq mois après la deuxième couche, quelques mois avant la troisième gestation. Les trois observations de la quatrième série nous offrent sept grossesses en vingt ans (obs. 25), deux en deux ans (obs. 29) et deux en huit ans (obs. 35). Dans les trois cas la santé générale n'en a éprouvé aucune atteinte. Il en a été de même des cas précédents, hors ceux que nous avons signalés comme ayant amené des accidents tuberculeux ou anémiques. En un mot, la multiparité semble avoir agi comme la grossesse simple ; et si dans quelques cas (cinq fois sur quatorze), l'influence de la gestation a paru d'autant plus prononcée que les grossesses étaient plus nombreuses, le plus souvent il n'en a pas été ainsi ; et lorsqu'il y a eu des effets manifestes, c'est la dernière seule qui les a produits ; encore n'étaient-ils ni plus précoces ni plus graves que ceux dus à l'uniparité. Nous n'avons pu saisir aucun rapport entre le nombre des grossesses et l'époque du début de la phthisie, pas plus qu'entre cette époque et les conditions plus ou moins mauvaises qu'avaient eu à traverser les malades.

Nous avons rencontré des accouchements avant terme dans cinq cas : deux fois à cinq mois (obs. 3 et 19), une fois dans deux grossesses consécutives à quatre et à six mois (obs. 8), une fois à sept mois (obs. 14), et une fois à sept mois et demi (obs. 27). L'accouchement prématuré n'a donné lieu à aucun changement de l'état général dans les obs. 14 et 27. Il en est de même de la première des deux fausses couches qu'a faites la femme de l'obs. 8. Dans les autres cas, il a été le point de départ une fois de la phthisie (obs. 3) et deux fois d'un état anémique (obs. 8 et 19). Mais rien n'indique qu'il faille dans ces trois cas rapporter les accidents morbides à la fausse couche plutôt qu'à la grossesse. En résumé, les fausses couches paraissent n'avoir exercé aucune influence particulière.

Nous avons trouvé six cas de lactation. Trois fois (obs. 24, 25, 35), il n'en est résulté aucun effet constatable, bien que dans le premier cas la femme ait nourri vingt-six mois et dans le second trois fois deux ans et quatre fois quinze mois ; dans le troisième cas, elle n'avait nourri que six semaises. Des trois autres malades, la première (obs. 1) a nourri quatre fois de dix à vingt mois, au milieu de conditions extrémement pénibles et à la suite de grossesses très-difficiles. Les trois premières lactations ont contribué a affaiblir l'organisme, sans cependant modifier notablement l'état général qui avait même paru s'améliorer un peu ; c'est au quinzième mois de la quatrième que la phthisie a éclaté ; mais il y avait eu tant de complications qu'on ne saurait dire la part qui revient ici à la lactation. La seconde malade (obs. 6) n'a nourri que douze jours, et je n'en aurais pas parlé, s'il n'était survenu à la suite un abcès du sein, qui a été le point de départ de l'anémie prémonitoire. Enfin la troisième (obs. 15) a nourri seize mois à la suite de la première de ses deux couches. Elle était dans de très-mauvaises conditions hygiéniques, et il en est résulté des symptômes morbides thoraciques et abdominaux qui ont cessé en même temps que la lactation. En somme, celle-ci, si elle a eu une action réelle sur le développement de la tuberculisation, paraît l'avoir due surtout, dans les cas que nous avons observés, aux conditions au milieu desquelles elle s'est passée et aux accidents qui en ont été la suite. Il est cependant probable que, prolongée et fréquemment répétée, elle a agi dans le même sens que la grossesse en débilitant l'organisme.

En dehors des exacerbations produites par la grossesse, par l'accouchement, par les accidents puerpéraux, la marche de la phthisie, née ou développée sous l'influence de la gestation, ne nous a présenté rien de spécial. L'âge auquel les premiers symptômes morbides ont apparu ne nous a fourni aucune donnée.

Dans les observations de nos deux premières séries, il se trouvait naturellement subordonné à l'âge où la femme est devenue enceinte. Dans ces deux séries également, l'intervalle qui a séparé l'accouchement du début de l'affection pulmonaire a varié dans les plus grandes limites sans que nous ayons pu saisir aucun rapport entre ces variations et les conditions concomitantes. Dans quelques cas pourtant (ob. 11 et 12), des accidents puerpéraux ont pu contribuer à fixer l'époque de ce début, en achevant de produire l'imminence morbide préparée par la grossesse. Dans nos vingt-trois premières observations, nous avons trouvé six fois une cause occasionnelle qui avait déterminé l'explosion des symptômes thoraciques. Cette cause était du reste toujours la même, le refroidissement. Mais jamais, nous ne saurions trop le répéter, nous n'avons vu la grossesse, l'accouchement ou la puerpéralité servir de cause occasionnelle à la phthisie, c'est-à-dire provoquer directement les premiers accidents pulmonaires. Aucun de ceux-ci, sauf dans un cas fort douteux, ne nous a paru pouvoir se rattacher immédiatement à une action spéciale de la gestation sur l'organe respiratoire. Un certain nombre de fois la maladie a débuté par un état aigu dont il est toujours difficile de déterminer au juste la nature. Cela n'a du reste rien de particulier à la phthisie née sous l'influence de la grossesse; c'est un fait commun dans l'histoire du tubercule. Que du reste elle se soit montrée chronique d'emblée ou qu'elle ait apparu consécutivement à des accidents aigus, pleurésie, bronchite ou congestion, la phthisie, dans les cas que nous avons rapportés, a suivi sa marche ordinaire, passant le plus souvent par une série d'exacerbations et de rémissions tenant les unes à la grossesse ou à l'accouchement, les autres à l'intervention de quelque cause hygiénique ou pathologique, la plupart du temps à des conditions inconnues. Dans les vingt-trois cas où la maladie s'est développée sous l'influence de la gestation, elle s'est terminée sept fois par la mort qui est survenue deux ans et demi (obs. 1), un an (obs. 5), cinq ans (obs. 10), quatre mois (obs. 6), deux mois (obs. 12), quatorze mois (obs. 18), plusieurs années (obs. 23) après le début de la maladie; ou bien sept jours, seize mois, six ans, sept mois et demi, deux ans, onze mois, onze mois après l'accouchement. Quatre fois nous avons constaté un état d'amélioration, cinq mois (obs. 4), cinq mois et demi (obs. 13), six mois (obs. 14), deux ans (obs. 20) après l'apparition des premiers symptômes ; ou encore cinq mois, quelques jours, un mois, un an après la couche. Dans les autres cas, la maladie était en voie progressive lors du dernier examen.

Nous touchons au but de ce travail. Nous avons successivement passé en revue toutes les observations où nous avons rencontré la phthisie coïncidant avec la grossesse : nous nous sommes efforcé de déterminer l'influence que cette dernière avait eue dans chaque cas. Puis nous avons recherché les conditions au milieu desquelles cette influence s'était exercée ; nous avons pour cela analysé un à un les différents éléments qui pouvaient favoriser l'action de la gestation ; nous avons examiné ensuite comment ces éléments se groupaient pour produire leurs effets ; enfin de cette étude comparative nous avons déduit les résultats que nous venons d'exposer. Il nous reste maintenant à donner les conclusions auxquelles nous sommes conduit ; mais auparavant, et c'est par là que nous terminerons, nous tenons à répéter ce que nous disions en commençant : ces conclusions ne sont que l'expression de ce que nous avons observé ; absolument vraies dans cette seule limite, applicables peut-être en grande partie à la population qui fréquente les hôpitaux de Paris, elles ne sont point en tout cas une solution générale de la question.

CONCLUSIONS.

Lorsqu'on examine des phthisiques qui sont ou ont été enceintes, on trouve que :

1° C'est à la grossesse, deux fois sur trois, que revient la plus grande part dans le développement de la maladie ;

2° C'est elle qui dans plus de la moitié des cas a fait naître les accidents tuberculeux soit pendant sa durée, soit peu après son terme ;

3° L'époque où ces accidents sont apparus a beaucoup varié,

sans qu'on puisse en saisir la raison ; lorsqu'ils ont éclaté dans le courant même de la gestation, cela a été d'ordinaire vers le milieu ou pendant la seconde moitié ;

4° Lorsque l'affection pulmonaire existait antérieurement à la grossesse, celle-ci a toujours amené une exacerbation, six fois sur sept avant l'accouchement, une fois seulement après ;

5° La gestation n'a agi sur l'évolution tuberculeuse que chez des sujets offrant une prédisposition héréditaire indiquée soit par les antécédents de famille, soit par le tempérament, soit par les manifestations diathésiques ;

6° Cette action a déterminé, avant de faire naître la phthisie, des phénomènes chloro-anémiques prémonitoires qui, survenus pendant ou après la grossesse, ont persisté jusqu'à l'explosion des premiers symptômes thoraciques ;

7° Elle ne s'est pas exercée directement sur le poumon, mais elle a porté sur tout l'organisme qu'elle a débilité et préparé ainsi aux manifestations diathésiques ;

8° La grossesse a suffi dans un certain nombre de cas pour produire à elle seule la tuberculisation chez des sujets prédisposés héréditairement ; mais le plus souvent (environ deux fois sur trois) son influence a été secondée par d'autres causes d'affaiblissement ;

9° Parmi ces causes, la plus puissante et la plus fréquente a été la mauvaise hygiène ;

10° Les maladies diverses ont eu, en général, une importance beaucoup moindre que les conditions hygiéniques. Il faut en excepter toutefois les affections thoraciques ou scrofuleuses qui, même sans gravité, indiquent toujours une disposition fâcheuse du poumon ou de l'organisme ;

11° Il faut en excepter encore les complications de la gestation et de la puerpéralité qui dans le tiers des cas ont aidé notablement au développement des tubercules ;

12° La force de la constitution n'a pas empêché ce développement ;

13° Aucune période de l'âge adulte ne lui a été plus spécialement favorable ;

14° L'accouchement survenant dans le courant de la maladie a rarement amené une amélioration durable. Presque constamment l'état est resté stationnaire ou a empiré après la délivrance ;

15° La muitiparité, deux fois sur trois, a agi comme l'uniparité ; c'est la dernière gestation qui seule a paru altérer la santé ;

16° La terminaison prématurée de la grossesse n'a pas semblé modifier notablement son action ;

17° La lactation a agi dans le même sens que la grossesse en débilitant l'organisme, mais seulement quand elle a été trop prolongée ou compliquée ;

18° Lorsque la gestation n'a eu aucune part sensible dans la tuberculisation, ce sont les autres causes débilitantes, surtout la mauvaise hygiène et quelquefois des affections fébriles ou inflammatoires qui, jointes à la prédisposition congénitale, ont déterminé l'évolution morbide ;

19° Dans ces mêmes cas, l'influence débilitante de la grossesse pour ne s'être révélée par aucun signe directement appréciable, n'en a pas moins dû s'exercer sur l'organisme ;

20° A part les exacerbations et les rémissions produites par la grossesse, l'accouchement ou la puerpéralité, la marche de la phthisie qui se développe sous l'influence de la gestation n'a rien présenté de particulier.

A. PARENT, imprimeur de la Faculté de Médecine, rue Mr-le-Prince, 31.

www.ingramcontent.com/pod-product-compliance
Ingram Content Group UK Ltd.
Pitfield, Milton Keynes, MK11 3LW, UK
UKHW022303070726
13614UKWH00002B/526